# 肠胃保养书：
# 7天自然清肠法

中国台湾首席家医诊所所长 **林青谷** ◎著

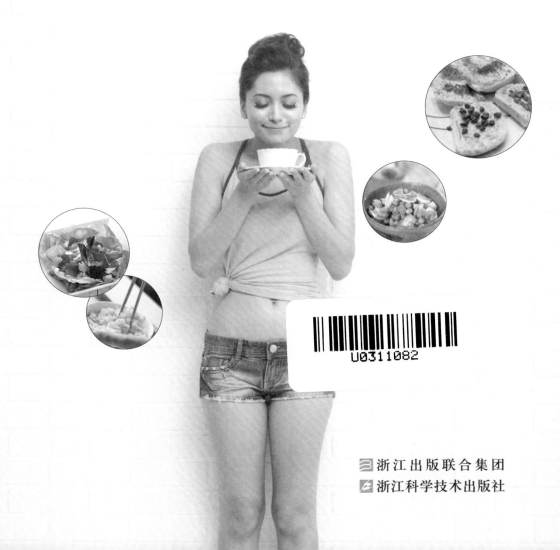

浙江出版联合集团

浙江科学技术出版社

# 从蔬果粗粮开始，做自己健康防癌的主厨

## "寿命"越来越长，健康品质也越来越重要！

不知不觉中，我在结束中国台湾台大医院总医师一职后，到东区自立诊所开业，当许多人的家庭医生已经超过25年！这么多年来，每当我看完诊、在夜深人静的时候，心中总会浮现一些感叹："现代医学越来越进步了，但为什么生病的人不仅没有减少，反而越来越多，甚至大家身上出现的病情也越来越复杂了呢？……"

从统计数据中我们发现，近年来患糖尿病、血管硬化、脑中风、肝硬化、心肌梗死等慢性病的人越来越多，而癌症30年来一直位列中国台湾人十大死因之首。同时，在**十大癌症死因中**，更有高达五成与消化器官相关。这些数字意味着两个事实：一是人们对肠胃的保健实在太过轻视；二是随着人们寿命的延长（男平均75.6岁，女平均82.6岁），医疗技术也越来越精进，使得很多以前不明白的病症渐渐为人所知，这让身为家庭医生的我，深感推广预防医学的责任之重。

事实上，**肠胃是人体中负责消化与吸收最重要的器官**，由胃、肠、肝、胆、胰等消化管或消化腺分泌的腺液会影响全身，而肠道病菌产生的毒素更会严重危害健康！换句话说，如果能把**"肠胃顾好"**，不仅能帮助身体获取足够的营养，更可避免因肠道病变所带来的生命威胁。

## "多吃蔬果，养好肠胃"，就是健康长寿的关键！

**想要养好肠胃**，其实并不难，**关键就在于正确饮食**。因为消化道疾病，甚至很多慢性病、癌症的发生，都与饮食脱离不了关系。正确饮食包括三餐定时定量、细嚼慢咽、保持用餐心情愉快，还有更重要的是——多素少荤、低油低盐！这看起来好像是老生常谈，却是养生防病的关键。

因为随着社会形态的改变，人们的饮食习惯发生了很大的变化。当我们饮食作息不正常，又吃下越来越多精致化的加工食品，过量摄取肉类、海鲜等高蛋白质食物，再加上喜食辛辣、口味咸重，以及频繁饮用咖啡、浓茶、酒等刺激性饮料……**肠胃天天负担过重，又缺乏膳食纤维、维生素、有益菌的帮助，久而久之，导致排便障碍、废物毒素积累，经年累月下来，怎么可能不生病？**

身为医生，再加上自己也曾经深受肥胖、痛风、胆管炎、癌症家族史的威胁，所以，我希望通过出书来倡导**"多吃蔬果，养好肠胃"**的观念，同时把自己多年来行之有效的"日常饮食保健方法"分享给大家参考。我想，很多人一定想不到，我是一个几乎天天下厨的"家庭煮夫"，不但亲自采买，而且包办午、晚两餐。而我的岳父母、太太、青春期的子女等包含了老、中、青三代的一大家子人，有时更是一起吃我做的菜。

近三年来，我实际在家做过1500多顿饭菜，以每次5～6个人一起到台北一般餐厅用餐消费来算，省下的餐饮费用为新台币150万元以上。因此，我大力推广自己下厨，不仅健康，更能帮我们节省开支。

**食物自有大药**或说蔬果自有大药，我深信，**一张摆满"优质饮食"的餐桌，就是全家人健康、幸福的基础。**而所谓"优质饮食"，不就是"吃下肚后，既不会造成身体负担，又能供给良好养分"的好东西嘛！相信只要我们掌握天天三蔬两果的择食原则，善用不严重破坏食物营养素的简单烹饪法，秉持"养护肠胃"的基本观念，再配合适度运动与正常作息，就能保持肠胃健康、青春永驻！

谨将这本书献给每一位朋友！

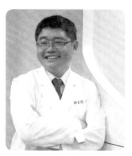

林青毅

# 目录

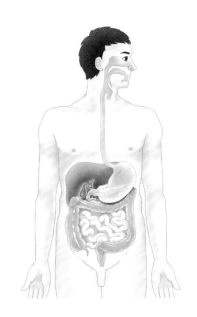

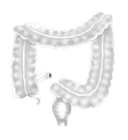

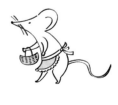

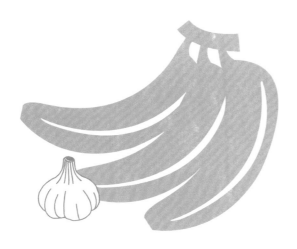

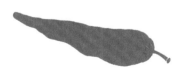
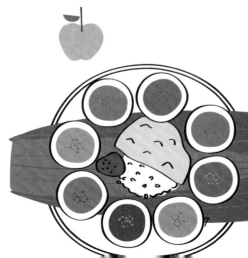

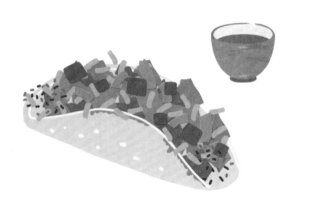

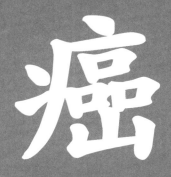

# 癌

## PART 1

**【这么严重！】**

# 消化器官癌症
# 占癌症死因 50%

➤ 十大死因警告华人特有的消化道病症
➤ 消化道是"文明"最大的受害者

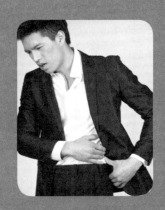

## 十大死因警告 华人特有的消化道病症

每天，在我的诊所里有不同病痛的病患进出，不管他的名气、成就、财富、品德如何，你可以看得出来上天没有对谁偏心，健康面前，人人平等。尽管人类在物质和科技上不断创造着奇迹，但其实经营健康的方法越来越"回归简朴"，不生病的真相也越来越清晰。

好比大家最常问道："医生，要多吃什么身体才会好？"我总会想起小时候邻里务农的叔叔伯伯，他们每天在大太阳底下耕作，其午饭就是田里种的地瓜、地瓜叶，虽然他们没有享受什么高品质生活，但其体格却都精壮如牛！

反观现代人吃得精致、吃得讲究，但是慢性病、肥胖、心血管病、癌症的罹患率逐年增加，年龄层明显下降，健康水平并没有随文明富裕而提升，甚至很多人心里产生万一有一天"突然走掉"或"久病走不掉"的担忧和矛盾。为什么会这样呢？

### 每6分2秒就有一人患癌，每12分21秒就有一人因癌症过世

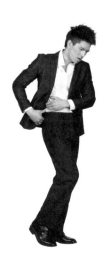

据中国台湾有关部门统计，2011年癌症以28%的比例位居中国台湾人十大死因之首，**即4位死者中就有1位死于癌症**。从1982年起，癌症就连续三十多年高居死亡率榜首，近年每年约有8万人患癌（为新发癌症，不含原位癌），4万多人死于癌症；2011年**平均每天有117人死于癌症**，即每12分21秒就有一人因癌症而过世，比2010年快了27秒。以发生率来看，据中国台湾有关部门于2012年公布的《2009年癌症登记报告》，2009年平均每6分2秒就有一人被确诊得癌症。

综上所述，我们要思考几个演变重点：

（1）2011年十大死因者平均年龄是70.6岁，比2010年多0.3岁（比2001年多4.3岁），但每项死因人数都增加了。

（2）癌症连续三十多年为死因冠军，且死亡人数逐年增加1

千多人。

（3）十大癌症死因中，消化器官癌症占50%，每年死亡2万多人。

（4）看中国台湾三十年来的十大死因，每年第7、第8名都是慢性病，心脏病、脑血管病、高血压、肾脏病总是上榜，2011年糖尿病也从2010年的第5名上升到第4名，这多半跟饮食有很大关联。所以我致力于推行**"多素少荤、低钠低盐"**的自然饮食原则以及**"蔬果５７９"**行动（每天蔬果总摄取量：儿童5份、成年女性7份、成年男性9份），经证实能降低慢性病、心血管病、癌症等的发生概率。

### 2011 年中国台湾人十大死因和死亡数据

| 序位 | 死　因 | 死亡人数 | 每日件数 | 隔时 1 人死亡 |
|---|---|---|---|---|
| 1 | 癌症 | 42559 | 117 | 12 分 21 秒 |
| 2 | 心脏疾病（高血压除外） | 16513 | 45 | 31 分 50 秒 |
| 3 | 脑血管疾病 | 10823 | 30 | 48 分 34 秒 |
| 4 | 糖尿病 | 9081 | 25 | 57 分 53 秒 |
| 5 | 肺炎 | 9047 | 25 | 58 分 06 秒 |
| 6 | 事故伤害 | 6726 | 18 | 1 时 18 分 09 秒 |
| 7 | 慢性下呼吸道疾病 | 5984 | 16 | 1 时 27 分 50 秒 |
| 8 | 慢性肝病及肝硬化 | 5153 | 14 | 1 时 42 分 |
| 9 | 高血压疾病 | 4631 | 13 | 1 时 53 分 30 秒 |
| 10 | 肾炎、肾病综合征、肾病变 | 4368 | 12 | 2 时 00 分 20 秒 |
| 其他 | 其他死因 | 37145 | 102 | 14 分 07 秒 |
| 合计 | 所有死因人数 | 152030 | 417 | 3 分 27 秒 |

## 癌症连续三十年成为死因冠军，消化器官癌症占 50%，大肠癌发生率最高

细看2011年中国台湾人十大癌症死因，约一半与消化系统有关，如肝胆癌、大肠癌、口腔癌、胃癌、胰脏癌、食管癌等6项。《2009年癌症登记报告》则指出，患癌人数增加最多的为大肠癌、肺癌、乳腺癌、口腔癌、甲状腺癌，而男性患癌人数明显多于女性。

也就是说，一般男性对身材和健康的警觉性低于女性，摄取的蔬果也比较少，以致患肥胖、高血压、心脏病、癌症的概率都较高；消化器官癌之冠——大肠癌的患病人数也是男性多于女性。

**俗称大肠癌的结肠癌和直肠癌，自2008年连续三年都是癌症发生人数、增加人数最多的，平均每42分钟就有一人被确诊患大肠癌，中国台湾地区的发生率是美国的1.4倍，其死亡率是后者的1.7倍。**原因除了饮食失衡（缺少维生素、膳食纤维，食用过多肉类、油脂）、作息不定、缺少运动之外，"接受筛检率不到三成、阳性完全追踪率低"更使死亡率升高。

事实上，大肠癌是可通过粪便潜血筛检、饮食管理等最容易防治的病变，只要及早发现异常，及早切除可能癌化的息肉，就能有效预防大肠癌的发生，甚至可降低死亡率。根据临床统计，经治疗后，大肠癌患者的5年存活率约为60%，0期患者的5年存活率更高达96%，第1期患者的5年存活率也有82%。

因此，希望大家能更加关心自己的身体。想要养好肠胃、健康长寿，日常饮食、作息习惯、积极的体检和治疗都非常重要，三者缺一不可。

---

**患癌人数
增加最多 TOP 5**

① 大肠癌　④ 口腔癌
② 肺癌　　⑤ 甲状腺癌
③ 乳腺癌

---

**男性患癌人数
明显多于女性**

男性易患的癌症最常见的为：大肠癌、肺癌、口腔癌；女性易患的癌症最常见的为：乳腺癌、大肠癌、肺癌。据统计，约25%的男性、20%的女性会患癌。

---

**4人中1人患癌，
6分钟内1人被确诊**

2009年患癌人数较2008年增加5978人，每6分2秒就有一人被确诊患癌，比2008年6分29秒快了27秒。0~74岁的中国台湾人中，有25%可能患癌，这个数字同韩国、英国一致，但比日本、新加坡高，比美国低。

---

### 2011 年中国台湾人十大癌症及死亡人数

| 序位 | 癌症名称 | 死亡人数 | 序位 | 癌症名称 | 死亡人数 |
|---|---|---|---|---|---|
| 1 | 气管、支气管、肺癌 | 8541 | 7 | 前列腺癌 | 1096 |
| 2 | 肝、肝内胆管癌 | 8022 | 8 | 胰脏癌 | 1607 |
| 3 | 结肠癌、直肠癌、肛门癌 | 4921 | 9 | 食管癌 | 1507 |
| 4 | 女性乳腺癌 | 1852 | 10 | 子宫颈、部位未明子宫癌 | 681 |
| 5 | 口腔癌 | 2463 | 其他 | 其他癌症 | 9581 |
| 6 | 胃癌 | 2288 | 合计 | 所有癌症死亡人数 | 42559 |

一眼看懂

## 患癌率比中彩票的概率高很多

中国台湾有关部门于 2012 年 6 月 21 日公布：**2009 年台湾患癌人数**

| 2009 年死因序位 | 发生序位 | 癌症部位（不含原位癌） | 2009 年患癌人数 | 2008 年患癌人数 |
|---|---|---|---|---|
| 3 | 1 | 结肠、直肠、肛门癌 | 12488 | 11245 |
| 1 | 2 | 肝脏、肝内胆管癌 | 11080 | 10976 |
| 2 | 3 | 气管、支气管、肺癌 | 10643 | 9767 |
| 4 | 4 | 女性乳腺癌 | 8926 | 8275 |
| 5 | 5 | 口腔癌 | 6480 | 5913 |
| 7 | 6 | 前列腺癌 | 4013 | 3657 |
| 6 | 7 | 胃癌 | 3848 | 3636 |
| 8（食管癌） | 8 | 皮肤癌 | 2928 | 2584 |
| 10 | 9 | 子宫颈癌 | 1796 | 1761 |
| 9（胰脏癌） | 10 | 子宫体癌 | 1496 | 1425 |
| 其他 | 其他 | 其他癌症 | 23491 | 21972 |
| 男 25284 | 合计人数 | 所有癌症罹患人数 | 男 49022 | 男 45994 |
| 女 14633 | | | 女 38167 | 女 35217 |
| 共 39917 | | | 共 87189 | 共 81211 |

### 《癌症登记报告》年年报

中国台湾有关部门于1979年起，对台湾50多家医院（目前213家）办理癌症登记，申报每年新发生癌症个案的诊断、治疗资料。截至2011年6月初，共收集到侵袭性癌病例114217例、原位癌病例（第0期癌症，有恶性肿瘤特点，但未入侵其他组织）7819例；经特例删减，共分析87189例侵袭性癌、十五大癌症个案，经整理于2012年6月公布。

### 消化器官癌占1/2，大肠癌占1/7

随着生活形态改变、肥胖人口增加、高龄化和癌症筛检推广，中国台湾患癌人数逐年增加。消化器官癌（大肠癌、肝胆癌、口腔癌、胃癌）发生率约占40%，近2例癌症中就有1例是消化器官癌，7例消化器官癌中就有1例是大肠癌。

# 消化道是『文明』最大的受害者

现代人的生活究竟出了什么问题？我们从具体的医疗花费来看。其中，45～64岁和65岁以上人群的医疗费用最高，各占总医疗费的1/3（1800亿元、1760亿元），平均每人的医疗费高达7万元，是45岁以下人群的6倍。

此外，重大疾病的医疗费用非常高，其中又以癌症患者的医疗费用最高。

癌症、三高、肥胖，可说是现代人最苦恼的文明病症，而且彼此的因果环环相扣。从生活习惯来看，它们的共同病因是：**饮食失衡、运动过少、压力过大、作息不定、体检不足**等，直接冲击"生命的主轴"——消化系统中的胃、肠、肝、胆等，尤其是工作过劳、肥胖等压力，都已经被证实和患癌率有关。

临床数据显示，"过劳"会出现胸闷、胸痛、头晕、呼吸急促、腹胀、腹痛、眼干、眼花、脚麻、手麻等症状，更有猝死的风险。如果连续工作24小时；或一周内每天工作超过16小时；或发病一周前，一个月里加班超过100小时；或发病2～6个月前，每月加班超过80小时，只要符合其中一项，就是**"过劳"**。

长期劳累和过大的压力会压垮健康的身体！一旦身体得不到舒缓和放松，会造成人体内自律神经失调，引发身体一连串的症状，其中最明显的是对消化系统和情绪的影响。前者极可能出现肠易激综合征、腹泻、便秘、胃胀、胃溃疡、腹痛、厌食、暴食、肥胖等问题，后者往往有易怒、焦躁、忧郁、恐慌等反应。

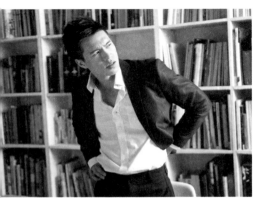

整体来说，**工作超时、轮班和上夜班者，罹患消化系统、泌尿系统、心血管疾病的概率，是一般人的2倍以上。**我曾在一个电视节目中看到，街头访问上班族对公司的困扰，"工时

长""压力大""常加班""主管压榨""福利差""会开不完""怕过劳死""没升迁机会""应酬太多"几乎都上榜。如果你也感同身受，那么"恭喜"，你可能已经是**"压力综合征"**的候选人了。

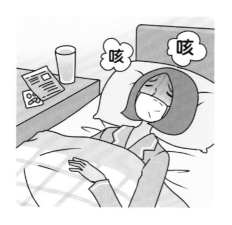

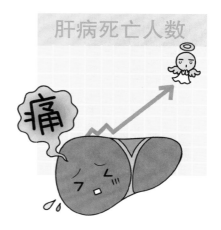

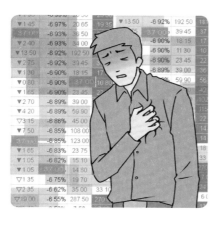

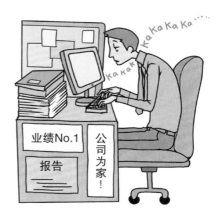

## 赚的比赔的多？

# 胃、肠、肝、胆的五大煞星

### 生活恶习对消化系统的破坏

## 体检不足

虽然患癌人数增多，尤其是**大肠癌患者**，但筛检率不到三成，故中国台湾地区的癌症死亡率比美国高；男性易患**肝癌**，其早期少有症状，一经确诊往往已是晚期。中国台湾地区各县市卫生局力推**"四癌筛检"：大肠癌、乳腺癌、子宫颈癌、口腔癌**。据统计，通过四癌筛检查出患癌的人数不少，但因及早发现并治疗，癌症患者（尤其是晚期）的存活率有所提升。

## 饮食不节

蛋白质、脂肪、热量摄入过多，膳食纤维、维生素却摄取不足；代谢能力低下，残余油脂过多，易致脂肪肝、胃胀等；还有脓疡、出血、肠穿孔等症的产生，都会促使胃肠癌的发生。

## 运动过少

久坐少动，消化道蠕动变慢，人体机能、基础代谢率都会衰退，容易造成全身或局部发胖、胃胀、胃酸分泌过多、积食、肠阻塞、消化道溃疡，进而使致癌率大增。

## 作息不定

从儿童、青少年起，很多人普遍有睡眠不足、熬夜现象，代谢力、免疫力出现衰退，尤其错失"夜间肝脏解毒时机"，使肝炎、肝癌发病率大大增加。

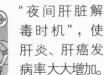

## 压力过大

大脑信息、自律神经、内脏肌肉等无法协调，最易导致腹痛、胃不适、肠易激综合征、肝郁，经常腹泻或便秘。

业绩

# 你的生活压力大到伤身吗？"压力综合征"马上测！

1. 排便习惯改变，容易便秘或腹泻，有时一天上好几次大号？　　o Yes　　o No

2. 常感觉饥饿，或不饿也暴饮暴食，或毫无食欲而忘记吃饭？　　o Yes　　o No

3. 吃东西后总觉得腹胀、消化不良或腹痛？　　o Yes　　o No

4. 半年内曾感冒 3 次以上，不就医就无法自行痊愈？　　o Yes　　o No

5. 经常失眠，或睡眠品质很差，感觉永远睡不饱？　　o Yes　　o No

6. 讨厌出门与人接触，说话没有条理，口齿也不清晰？　　o Yes　　o No

7. 正处于失恋、离婚、退学、失业或刚失去亲人的状态？　　o Yes　　o No

8. 会莫名其妙觉得恐慌、心悸或无法呼吸？　　o Yes　　o No

9. 动不动就气喘吁吁，不觉得热却汗流不止？　　o Yes　　o No

10. 情绪起伏大，容易哭泣或愤怒，甚至想尖叫、骂脏话？　　o Yes　　o No

11. 经常头痛、晕眩、口渴、尿频、体力弱？　　o Yes　　o No

12. 没有受伤，却忽然觉得肢体疼痛、肌肉僵硬、无法动弹？　　o Yes　　o No

13. 性功能或性欲衰退，女性有月经不调的情形？　　o Yes　　o No

14. 变得健忘，常想不起要做什么，叫不出同事的名字？　　o Yes　　o No

15. 常觉得自己被惊吓、被干扰？　　o Yes　　o No

16. 注意力不集中，发生意外的概率增加？　　o Yes　　o No

## 【"压力综合征"粗估分析】统计选"Yes"的总数

0 ~ 2 题 ➡ 目前生活在正常的压力下，你是身心平衡的幸运儿，继续保持！

3 ~ 6 题 ➡ 你知道人生不如意十之八九，大致能调适。多运动，跟亲友多沟通。

7 ~ 11 题 ➡ 生活像压力锅，快找出固定的解压方式，减少工作量，调整作息。

12 ~ 16 题 ➡ 身心压力巨大，不该再压抑或放任，赶紧就医，转换环境。

## 这5项中有3项，就说明你患了"代谢综合征"

（1）腰围过粗，男性≥85厘米，女性≥80厘米。

（2）甘油三酯≥150mg/dL。

（3）高密度脂蛋白过低，男性<40mg/dl，女性<50mg/dl。

（4）血压过高，收缩压≥130mmHg、舒张压≥85mmHg。

（5）空腹血糖≥100mg/dL。

## 外食最容易发胖、骨质疏松，尽量自己下厨，回家吃饭

随着工作时间的延长，外食已成为很多人的选择。偏偏外食的普遍特性又是高油、高盐、高糖、高热量、高蛋白，再加上应酬的鱼肉烟酒，长期吃下来，健康状况让人非常担心。

英语有句话：*You are what you eat.* 你吃的东西决定你的健康。蛋白质摄取过多并不会让我们变强壮，相反地，肝、肾功能会受损衰退，甚至导致骨质疏松、动脉硬化。蔬菜、水果若摄取太少，会增加大肠癌的罹患率；偏爱高脂肪饮食的人，容易导致肥胖、心血管病、乳腺癌、卵巢癌的发生。

因此，近年来我致力于推广**"自己下厨""回家吃饭""家庭煮夫"**运动——**选择新鲜卫生的食材和好油，少吃加工食品，拒绝人工调味剂，以简单方法烹煮，或自制"轻食便当"**。天然、均衡的家常菜，不仅能保护好自己和全家人的健康，而且省钱、省时，经济又方便。

## 缺少运动，代谢综合征"倾巢而出"

根据调查，在中青年人群中，约70%男性、80%女性不会刻意运动，而成为代谢综合征的高危险人群。

## 镜子不会说谎，这 3 个数值可说明你是否过胖

〈BMI值〉　24≤BMI<28算过重，BMI≥28算肥胖，伤身危机大增。

身体质量指数（BMI）=体重（千克）÷[身高（米）]$^2$

〈体脂肪率〉30岁以下，男性14%～20%、女性17%～24%为标准。

30岁以上，男性17%～23%、女性20%～27%为标准。

男性25%以上、女性30%以上为肥胖。

〈腰臀比〉男性0.85～0.9，女性0.7～0.8为标准；超出0.05则异常。

腰臀比=腰围÷臀围

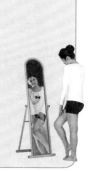

## 代谢综合征成为肥胖、三高等慢性病病源

代谢综合征是人体中的蛋白质、脂肪、碳水化合物等物质发生代谢紊乱的病理状态，包括多种代谢紊乱，最核心的是肥胖、三高等慢性病。大多数人都知道，肥胖会引发多种慢性病。判断自己是不是过胖，可参考BMI值、体脂肪率、腰臀比的标准。根据调查，当腰臀比男性超过0.95、女性超过0.85时，他们易患高血压、动脉粥样硬化、糖尿病、高脂血症等慢性病。

肥胖者大多运动量不足、基础代谢率低，多余的热量转变为脂肪在体内储存，每7700千卡就会增加体重1千克，血液和淋巴的循环也会变迟滞，于是三高、脂肪肝、痛风等慢性病陆续出现，其患大肠癌、前列腺癌、乳腺癌等的概率也是一般人的数倍。据临床统计，**代谢综合征患者患糖尿病的概率是一般人的6倍，患高血压和高脂血症的概率分别是一般人的4倍和3倍，患心脏病和脑卒中的概率均是一般人的2倍。**

自诊所开业25年来，来诊所的各位病患朋友以亲身经历，提醒作为家庭医生的我身心保健和以身作则的重要性。从年轻时打拼事业到现在，转眼间我已人到中年，体重也不知不觉升至90千克，代谢减慢、"吨位"加重、膝盖也越来越痛……看着来诊所的慢性病患长期饱受三高、消化问题、心脏病等困扰，我更加坚定了力行运动减肥和饮食管理的决心。

# 我靠跑步健身、减少外食，9个月减了10千克

饮食管理、固定运动，是防治代谢综合征和维持体重的不二法门。

**每周"运动333"**：每周至少运动3次，每次至少30分钟，让每分钟心跳达到130下。

**饮食"四少一多"**：少油、少盐、少糖、少热量、多蔬果是至高原则；少吃高蛋白、高胆固醇食物，适量摄取六大类食物；尤其每天要吃足量"蔬果579"（儿童5份、成年女性7份、成年男性9份）和"膳食纤维"，**最好改吃粗粮，用全谷物取代精致米面。**选烹调油时，改用植物油，并减少煎炸法，**以生食或水炒为主。**还有，别忘了每天喝足量水[（千克体重数×40）毫升]，避免喝含糖和含酒精的饮料。

近一年来，根据上述饮食方法，我尽量选择在家做菜当"家庭煮夫"，减少外食和应酬机会，并坚持每天按时跑步、早起爬山上农场，改掉工作超时的作息习惯，还以参加马拉松、自行车比赛为目标，带家人、好友一起健身。9个月下来，我的体重减到80千克左右，离目标75千克越来越近，并明显发现自己的肌力和体能都好了许多。重要的是，劝病人要注意健康时自己不会心虚，而且有更深刻、实用的体验可以与其分享、互勉。

我的一位朋友是某企业的CEO，他用15个月瘦了15千克（92千克减到77千克）。其方法是：戒肉、戒可乐；每餐只吃一盘定量的菜饭；每天游泳1小时，打

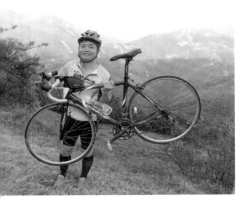

篮球2小时。现在他仍坚持每周运动4~6次，每次游泳45分钟，并做些举重训练和仰卧起坐，以保持肌力。他认为**体重管理和企业管理一样重要，都要有"爱美"的意识和"续命"的责任，并且从中可以练就毅力和成就感。**

体重管理真的是现代人保健的关键，不管是医生还是企业CEO，都没有什么特效药，都得靠自己每天每步积累下去。

# 知

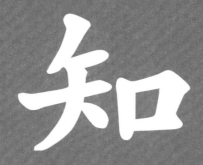

PART **2**

【 这么全面！】

# A说B说，
# 不如重新认识消化系统

➤ 人体的消化、吸收、代谢，不要只顾肠胃

➤ 消化器官24小时的秘密工程

➤ 定期检查能救回一命

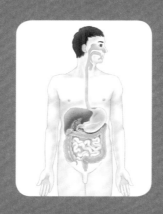

## 人体的消化、吸收、代谢，不要只顾肠胃

从古至今，无论是西医还是中医都相信，"只要消化好，人就不易生病、不易老"。消化功能不只和胃脏、肠道有关。现代人注重养生，所以有必要针对消化系统做详细了解，以帮助全方位提升人体的消化、吸收和代谢能力。

### 认识消化系统的忠实成员

消化系统由许多器官和腺体所组成，包括消化管和消化腺两个部分。它们协同运作，完成从进食到排泄这个过程。消化系统的正常是维持生命、保有健康的根本。

### 〈消化管〉9 米决定一生好命

整体而言，消化管是一条中空管状通道，我们每天摄入的食物的消化与吸收等过程主要在这条通道中进行。

当食物从**口腔**进入之后，依次经过**咽喉**、**食管**、**胃**、**小肠**、**大肠**，进行一连串的消化、吸收、同化作用，最后到达肛门进行排泄，把无用的废物排出体外，把有用的养分转变为营养，输送给各组织细胞。

一般把口腔到十二指肠这一段称为上消化道，回肠以下部分称为下消化道。

---

#### 消化系统运行路径

① 口腔 → ② 咽 → ③ 喉 → ④ 食管 → ⑤ 贲门（括约肌）→ ⑥ 胃 → ⑦ 幽门（括约肌）→ ⑧ 十二指肠（小肠）→ ⑨ 空肠（小肠）→ ⑩ 回肠（小肠）→ ⑪ 盲肠（大肠）→ ⑫ 升结肠（大肠）→ ⑬ 横结肠（大肠）→ ⑭ 降结肠（大肠）→ ⑮ 乙状结肠（大肠）→ ⑯ 直肠（大肠）→ ⑰ 肛门

# 有进有出
## 9 米消化管决定健康 99
### 消化系统器官名称位置

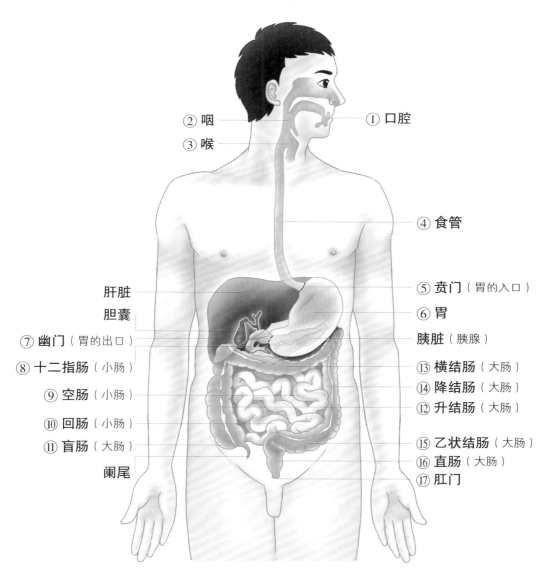

② 咽
③ 喉
① 口腔
④ 食管
肝脏
胆囊
⑤ 贲门（胃的入口）
⑥ 胃
⑦ 幽门（胃的出口）
胰脏（胰腺）
⑧ 十二指肠（小肠）
⑬ 横结肠（大肠）
⑨ 空肠（小肠）
⑭ 降结肠（大肠）
⑩ 回肠（小肠）
⑫ 升结肠（大肠）
⑪ 盲肠（大肠）
⑮ 乙状结肠（大肠）
阑尾
⑯ 直肠（大肠）
⑰ 肛门

这条全长约9米的消化管，堪称世界上最奥妙的"工业园区"，每个"关卡"充分显现造物者的巧思，各器官有不可或缺的独特性。有些器官的管壁上分布有腺体，分泌着不同功能的消化液、消化酶。为了让各"关卡"独立作业、相联结却不互扰，在器官和器官之间有不同的括约肌进行把关，使体内的食物不会因身体平躺、倒立、跑动等姿势而逆流，如食管与胃之间有贲门，胃与十二指肠之间有幽门。

### 〈消化腺〉 四大天王参与作用

人体内的消化腺分为大、小两种。

**小消化腺：**包括小唾液腺、食管腺、胃腺、肠腺，散布在消化管管壁上。

**大消化腺：**包括大唾液腺、胰腺、胆囊、肝脏等四大腺体，参与消化任务，借由导管将分泌液注入消化道。大唾液腺则包括：耳下腺（腮腺）、下颌下腺、舌下腺各一对。

各消化腺所分泌的消化液，其成分和作用是不同的，必须在特定的酸碱值环境中才能作用。某些消化腺还兼具内分泌或免疫功能，其分工配置极其精密。

### 〈消化作用〉 "机械性""化学性"两类并行

消化系统的这些精良"配置"是如何运作的？消化作用包括进食、蠕动、消化、吸收和排便，依据其"劳动"特性，分为机械性消化与化学性消化，两者并存，

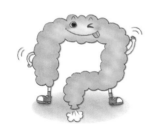

### 机械性消化

又称**物理性消化**。当我们吃食物时，先是口腔中的牙齿和舌头一起把食物切碎、搅拌、磨细，再通过吞咽动作，让食物泥团经过咽喉部位进入食管，然后通过肌肉收缩和放松、蠕动，将食物泥团慢慢推进，这是最典型的机械性消化。

互不冲突。

再以胃为例，它肩负最主要的消化任务，其消化属性兼具"机械性"和"化学性"——通过收缩和放松、蠕动把食物泥团搅拌、磨细，变成半固体状的"食糜"，这属于机械性消化；再借助胃液里的胃蛋白酶来分解蛋白质，且必须在胃里的强酸环境下作用，这属于化学性消化，而两者并行不悖。

## 胃肠肝胆科、消化科、直肠科……看病要选哪一科?

以前消化系统出现问题必须求医时，只能挂一般内科，如果需要动手术，再由医生转诊至一般外科。

近年来，随着消化系统就诊人数有增无减，医院分科越来越精细，不仅医疗诊断技术进步了，各种筛检设备、体检项目也不断被开发出来。

分科精密对患者来说是一大福音，尤其当患癌比例居高不下，消化系统癌又严重威胁人的健康时，设立专科的做法能减少误判的概率，并缩短筛检和诊断的时间，绝对有助于把握黄金时间对症治疗。

### 化学性消化

主要指消化酶（酶＝酵素）的作用，如双糖酶负责把双糖水解成单糖，肠脂肪酶负责把脂肪分解成脂肪酸，它们各有独特性，且必须在特定环境中才能运作，如适宜的酸碱度、温度等，且要避免受受质浓度、电磁波等因素影响。

而消化后的吸收，如小肠通过上皮细胞间隙，让养分从微血管和微淋巴管进入循环系统，也属于化学性消化。所以说，要照顾好消化管，**就是要营造一个让消化器官、酵素等都能发挥作用的良好环境。**

## 1 〈口腔〉进食与细菌的第一关

口腔是由唇、牙、舌、颊、颚形成的空间，包含口腔黏膜和唾液腺。小唾液腺分布在口腔黏膜内，大唾液腺包括耳下腺（腮腺）、下颌下腺、舌下腺各一对。当食物一入口，消化作用就已经展开：食物刺激口腔黏膜的感觉神经，传到大脑，再神经反射使唾液分泌。唾液能维持口腔湿润，有利于食物被混合、磨细和吞咽。**唾液淀粉酶**还能分解碳水化合物，且能随食物进到胃里持续作用。每人每天至少会分泌1升唾液。

> **Point**
> 口腔进食防病重点
> 咀嚼动作决定食物以多大、是否易消化进入食管和胃。建议**每口食物至少咀嚼 30 下，口腔两边均衡使用。**口腔内生存的细菌虽有 300 多种，但只要注意口腔卫生、提高免疫力、不乱用药等，这些细菌并不会致病，同时可降低口腔癌、肠胃病、糖尿病、心脏病、败血症等患病风险。

## 2 〈咽喉〉消化与呼吸系统的保健通道

咽喉分咽部和喉部，与口腔、鼻腔相通，是食物进出食管与气体进出气管的双重关卡，属消化和呼吸两大系统。此区还有**扁桃腺**和**声带**，分别属免疫系统、发声系统。当食物在口腔中被咀嚼，与唾液拌匀成团，接触到舌根和咽喉黏膜时会引起吞咽反射，这时体内会自动协调，呼吸瞬间暂停，会厌软骨下降盖住喉咙，梨状窝开启，让食物团通过，进入食管。

> **Point**
> 咽喉保健防癌重点
> 咽喉癌是中国台湾地区头颈部癌症的第三名，仅次于口腔癌和鼻咽癌，这与遗传、常吃腌渍食物、空气污染、长期吸烟、喝酒、人类乳突状病毒感染等有关。一旦出现吞咽困难、呼吸困难、声音沙哑、咽喉久痛不愈、鼻涕或痰中有血丝，甚至在咽喉部摸到硬块时，要尽快就医。

# **3** 〈**食管**〉由多层组织和腺体构成

食管是输送食物的管道，由肌肉组成，长约25厘米，上接咽部，中间穿过横膈膜的食管裂孔从胸腔进入腹腔，下连胃底。**食管平常呈扁平状，有食物通过时才呈圆管状。**

食管的组织从内向外是：黏膜层、黏膜下层、肌层、外膜；管道肌肉最上段1/3是横纹肌，最下段1/3是平滑肌，中间段则是两种肌肉兼具。

经口腔咀嚼过的食物团，通过咽部进入食管后，靠肌肉收缩、放松和蠕动，被小段小段地往下推。而食管黏膜会分泌黏液，帮助食物团通过。但这些黏液并不含消化酶，食管只是运输通道，不具有消化和吸收功能。

### 食管组成部位名称

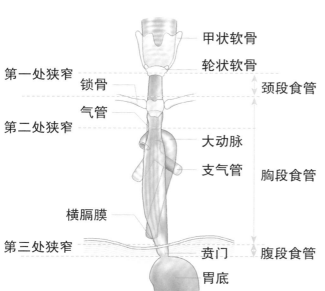

甲状软骨
轮状软骨
第一处狭窄
锁骨
气管
颈段食管
第二处狭窄
大动脉
支气管
胸段食管
横膈膜
第三处狭窄
贲门
腹段食管
胃底

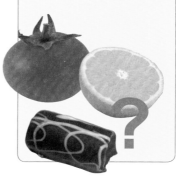

## 4 〈胃〉胃病大敌幽门螺旋杆菌

胃位于人体的左上腹，被肋骨保护着，其功能是容纳和消化食物。这个中空的J字形囊袋，上端有括约肌贲门接食管，下端有括约肌幽门接小肠的十二指肠，由它们控制食团或食糜进出胃的速度，并防止胃酸逆流越界。

胃的结构分5区：贲门、胃底、胃体、胃窦、幽门；胃壁从内而外分5层：黏膜层、黏膜肌层、黏膜下层、肌层、浆膜层，并分布有神经、血管和淋巴管。胃壁有纵形皱襞和胃腺，每天约分泌2.8升胃液。**胃液可储藏、分解食物，还能杀菌，包含盐酸、胃蛋白酶原、凝乳酶原、胃黏液，**其pH为1.5～2.0，呈强酸性，惯称为"胃酸"。胃壁黏膜层会分泌黏液进行自我保护，以免被胃酸侵蚀。

### 胃保健防癌重点 Point

无规律进食，或饮酒过量，或胃酸分泌过多，都会引发胃痛、胃炎、胃溃疡。

近年医学界证实，70%～80%的胃病、胃癌都和**幽门螺旋杆菌**（Helicobacter Pylori，简称HP，呈螺旋状）有关，此细菌能在胃部的强酸环境下生存，会使胃壁、十二指肠黏膜发炎、溃疡，致癌概率大增。已知全球和中国台湾成人的幽门螺旋杆菌感染率超过50%，原因多是从口而入，因此要多注意饮食卫生，减少外食机会。

所幸，近来检测胃部是否有幽门螺旋杆菌用**碳13尿素呼气试验**，比照胃镜方法更快速、方便。吹气收集第一次呼气，再口服碳13尿素试剂，20分钟后，再次吹气收集第二次呼气。通过测量前后呼气中，碳13二氧化碳含量的差别，即可判断胃部是否感染了幽门螺旋杆菌。也可以采用抽血的方法来检测血清中幽门螺旋杆菌IgG抗体的水平，来判断感染程度。

### 胃组成部位名称

食管
贲门
胃底
总肝动脉
十二指肠
（小肠）
幽门
胃窦
胃体

小弯
胃切角
前壁
胃壁
（胃小凹）
大弯

## 5 〈胰脏〉调和阴阳,平衡分泌

胰脏是同属消化和内、外分泌系统的重要腺体。胰腺泡细胞每天可分泌 1200～1500毫升胰液,内含多种消化酶,如胰蛋白酶、胰凝乳蛋白酶、胰淀粉酶、胰脂酶、胰核酸酶等,它们经胰管至十二指肠,参与蛋白质、糖类、脂肪、核酸的分解。此属胰腺的消化、外分泌功能。

而其内分泌功能是指,**胰岛 β 细胞分泌胰岛素、胰岛 α 细胞分泌升糖素**,胰岛素进入血液参与血糖的分解以降低血糖浓度,升糖素则可调高血糖浓度。饮食失衡、运动不足、体态肥胖、年龄增长,都会使身体对胰岛素发生阻抗,从而导致高血糖、糖尿病、代谢综合征的发生。

## 6 〈脾脏〉免疫主将,消化帮手

脾脏是人体最大的淋巴器官,同属免疫、循环系统,更是消化帮手。脾红髓是血液过滤器,同时储血在血窦,适时释出到血管;脾白髓是淋巴细胞球制造机,负责产生抗体,对抗病毒。肠胃消化作用将食物转变为单糖、氨基酸、脂肪酸、甘油三酯等后,需仰赖大量的血液和淋巴液进行运送,故脾脏的健康程度攸关此任务能否顺利进行。

**脾弱者平日要注意保暖,提防流行病和腹泻,少吃高蛋白、高脂肪、加工食品。**因脾脏肿大或意外破裂等原因,不得已只好切除脾脏者,术后虽可正常生活,但其免疫力会明显下降。

## 7 〈胆囊〉胆汁的储存调节槽

胆囊位于肝脏后方,呈梨形囊袋,用来浓缩和储存胆汁。胆汁约有75%由肝细胞生成(每天600～1000毫升),经肝管排到胆囊储放。而胆囊内壁黏膜层会分泌黏液,自我保护不被碱性的胆汁侵蚀。胆汁虽不含消化酶,但可把脂肪乳化成微粒,促进它和消化酶接触。食用过油食物时,小肠会分泌胆囊收缩素刺激胆汁排出,排入十二指肠参与脂肪和蛋白质的消化和吸收。

**少吃高胆固醇、高蛋白食物,多摄取维生素**,能预防胆结石、胆囊炎。胆囊被切除的"无胆人"因胆囊调节功能的缺失,胆汁将直接流入肠道,若吃太多油腻食物,容易导致食管炎、胃炎、腹泻、下腹绞痛的发生。

# 8 〈肝脏〉分泌胆汁，解毒活血高手

　　肝脏位于右侧横膈膜下方，是体内最大的器官、最大的消化腺，也是进行新陈代谢的重要器官。成人的肝脏约重1.5千克，分左、右两叶（右大左小）。肝脏因为不断进行着忙碌的化学任务，长期维持着38℃的高温。肝脏有六大主要功能，如果保护得当，**肝脏可以陪我们到70岁才开始衰老**，而且它是人体内唯一有再生功能的器官。

　　（1）能代谢蛋白质、脂肪、糖类、维生素、矿物质，必要时也能将葡萄糖合成肝糖储存起来。

　　（2）能把药物转化得更具活性，也能把某种氨基酸转化成另一种氨基酸。

　　（3）能针对外来或消化道产生的有毒物质进行解毒，再将其从尿液或胆汁排出。

　　（4）能合成蛋白质。不过若肝功能异常，白蛋白、凝血因子会受影响，从而导致水肿、无法凝血。

　　（5）肝细胞能制造和分泌胆汁，能促进脂肪消化和吸收，协助排除红细胞代谢废物胆红素，避免黄疸和伤害大脑、神经。

　　（6）当肝细胞分泌胆酸参与脂肪代谢时，其原料是胆固醇，故此时，血中胆固醇含量会降低，肝脂肪含量也会降低。

# 9 〈小肠〉高功率的消化、吸收大将

小肠是消化道中最长的一段（5～7米），上接胃部幽门，下接大肠的盲肠，身兼消化和吸收功能，**且是吸收养分的主将。小肠壁的内表面有大量皱襞（表面积约是皮肤总面积的300倍），黏膜上有大量绒毛**，每平方厘米有约2000根绒毛，绒毛根部有肠腺，分泌肠液（每天2000～3000毫升，pH约为7.6）。小肠根据形态和结构变化分成三段：

（1）十二指肠：长25～30厘米（约12根手指宽），分上部、降部、水平部、升部等四部分；有肠腺，并接收胃液、胰液和胆汁一起作用，仍是蛋白质的消化、吸收区。上部与幽门相接处，是最易发生溃疡的位置。

（2）空肠：长约2.5米，盘绕在腹腔左上，肠壁粗厚、血管多。内有多种消化酶参与作用，如**双糖酶**能将双糖分解成单糖、**二肽酶**能将二肽水分解成氨基酸、**肠脂肪酶**能将脂肪分解成甘油一酯、脂肪酸。同时，内壁大量皱褶上指状绒毛最多，吸收力最强。

（3）回肠：长2～4米，盘绕在腹腔右下，由系膜固定于腹腔后壁，主要功能也是吸收作用。内有很多淋巴小结形成"培氏斑"，与人体免疫力有关。回肠末端以回盲括约肌连接大肠的盲肠，当食物离开回肠时，消化已经完成，几乎只剩残渣进入大肠。

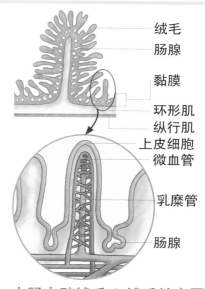

绒毛
肠腺
黏膜
环形肌
纵行肌
上皮细胞
微血管
乳糜管
肠腺

小肠内壁绒毛＆绒毛扩大图

## 小肠保健防癌重点　Point

小肠靠环形肌分节运动，拌食、蠕动来消化，并汇集消化液来分解蛋白质、脂肪、糖类；胆汁也在此乳化脂肪。吸收的养分通过上皮细胞间隙，从微血管、微淋巴管进入循环系统运到各处。

饮食少油高纤、运动适量，有助于维护肠道消化和蠕动。饮食不规律和刺激性饮食会导致绒毛断裂、萎缩，使**养分吸收变差，但并不会使人变瘦，**因为肠内缺乏纤维素、维生素，宿便会卡在小肠绒毛和大肠壁上，甚至废毒素再被吸收进血液流窜，使肠道和其他身体部位的患癌率变高。

# 10 〈**大肠**〉有判断力的"第二个脑"

当食糜进入大肠时，90%以上有用的养分都已被胃和小肠吸收了，几乎只剩残渣。食物残渣中的水分、电解质（如氯、钠、镁）会被大肠吸收，而由其自身形成的粪便等待被排泄。厉害的是，**大肠是身体的"第二个脑"，不需大脑发号施令，它就能自行判断，维持肠道的正常运作**。所以，当压力大、自律神经失调时，大肠会受影响，出现绞痛、腹胀、腹泻等**肠易激综合征**。大肠这条中空管，全长约1.5米，看起来比小肠粗，但大肠壁却比小肠壁薄。大肠分盲肠、阑尾、结肠、直肠和肛管五部分。

（1）盲肠：长6～8厘米，以回盲括约肌与小肠的回肠相接，可避免残渣粪便逆流到小肠。不过人类的盲肠已经退化，其末端小管为阑尾，可切除。俗称的"盲肠炎"即指急性阑尾炎。

（2）结肠：长约1.3米，按其所在位置与形态，又分为升结肠、横结肠、降结肠、乙状结肠四部分。食物残渣中的水分、电解质、脂溶性维生素在此被吸收，同时由微生物协助其发酵，pH为5.5～7。

- **升结肠：** 食物残渣在此还富含水分，随肠蠕动上行。
- **横结肠：** 由系膜固定在腹腔后壁，食物残渣向左横走。
- **降结肠：** 食物残渣到此干成半固体，往下走。
- **乙状结肠：** 呈"乙"字形弯曲，向内弯接直肠。

（3）直肠：长约15厘米，位于骨盆内，是大肠的末段，粪便都堆积在此，当累积到一定程度，即会通知大脑产生便意。其前方有膀胱，男性有前列腺、精囊腺，女性有子宫、阴道。临床上通过肛门做直肠指检，可检查这几项有无异常。

## 大肠组成部位名称

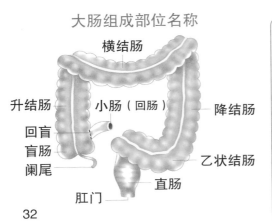

横结肠
升结肠　小肠（回肠）　降结肠
回盲
盲肠
阑尾
乙状结肠
直肠
肛门

### Point

### 大肠保健防癌重点

大肠各部位都是癌症危险区，**按患癌概率高低排序为：直肠（35%～40%）＞乙状结肠（30%～35%）＞升结肠＞降结肠＞横结肠**；肠癌细胞还会借血液转移到肝、肺、脑。大肠保健三要点是：清宿便、养好菌、验息肉。除了饮食少油高纤、运动适量，还要每天喝足量水、固定排便。年过40岁后，最好每1～2年做一次粪便潜血、内视镜检查。

（4）肛管：是消化道的末端，上自齿线，下至肛缘，长 3～4 cm，由内、外两层括约肌组成，是不受意志控制的不随意肌。此处有丰富的**静脉丛**，紧接着肛门，同属排泄、消化系统。

## 11 〈肛门〉 决定坐立安心的解放站

肛门是消化管末端通体外的开口，位于臀部之间。肛门处有汗腺、皮脂腺；肛门内有放射性的皱襞，平时皱襞紧闭，排便时可扩张，让粪便通过。

> **Point**
>
> **肛门保健防癌重点**
>
> 饮食缺少膳食纤维和水分，会造成便秘，容易使肛门受伤出血，甚至出现痔疮、肛裂、脱肛等。若再常熬夜、压力大、运动少、吃辛辣油炸物，症状会更严重。建议多补充蔬果、多饮水，以及常练"提肛运动"。该运动在坐、躺、站的情况下都能练，有助于改善骨盆腔的血液循环，减轻肛管和肛门静脉曲张，并能紧实女性阴道肌肉。

## 正常肠道**55岁**开始衰老，那你的肠道呢？**肠道年龄**马上测！

| | | |
|---|---|---|
| ① 经常不吃早餐？ ☐ Yes ☐ No | ⑪ 排便需很用力或很久？ ☐ Yes ☐ No |
| ② 三餐不定时不定量？ ☐ Yes ☐ No | ⑫ 排便、擦屁股有血？ ☐ Yes ☐ No |
| ③ 一餐短于 30 分钟？ ☐ Yes ☐ No | ⑬ 常觉得排便排不干净？ ☐ Yes ☐ No |
| ④ 吃肉比菜多？ ☐ Yes ☐ No | ⑭ 粪便颜色深？硬？变小条？ ☐ Yes ☐ No |
| ⑤ 每日吃不到"3 蔬 2 果"？ ☐ Yes ☐ No | ⑮ 很容易肠胃不适、拉肚子？ ☐ Yes ☐ No |
| ⑥ 常喝含糖、咖啡因的饮料？ ☐ Yes ☐ No | ⑯ 有吸烟、饮酒、嚼槟榔？ ☐ Yes ☐ No |
| ⑦ 每天饮水量不到 1000 毫升？ ☐ Yes ☐ No | ⑰ 常有熬夜、失眠的情形？ ☐ Yes ☐ No |
| ⑧ 一周吃夜宵超过 2 次？ ☐ Yes ☐ No | ⑱ 工作压力大、睡不饱？ ☐ Yes ☐ No |
| ⑨ 没有每天拉大便？ ☐ Yes ☐ No | ⑲ 青春痘、黑斑明显？ ☐ Yes ☐ No |
| ⑩ 大便很臭？有口臭？有体臭？ ☐ Yes ☐ No | ⑳ 看起来比实际年龄老？ ☐ Yes ☐ No |

### 【肠道年龄粗估分析】统计选 "Yes" 的总数

0～2 题 ➡ 肠道年龄正值青春，肠道内益菌多又生态平衡，继续保持。

3～5 题 ➡ 肠道年龄符合实际年龄，但要改掉少数生活坏习惯。

6～10 题 ➡ 肠道年龄比实际年龄多 5 岁，身体开始走下坡。

11～15 题 ➡ 肠道年龄比实际年龄多 10 岁，是慢性病、肠癌的危险人群。

16～20 题 ➡ 肠道年龄比实际年龄多 15 岁以上，尽快接受病变筛检。

# 定期检查能救回一命

当我们了解了内脏的作用，以及内脏与慢性病、癌症的关联后，就要遵循"六大类食物要均衡摄取"的观念（五谷根茎、蔬菜、水果、鱼肉蛋豆、奶类、油脂），它常被误解为什么东西都要吃、吃一样多，而且不能偏食。

正确来说，它是指**健康的饮食，六大类食物要适性各量**。现代人饮食应该**以蔬果和五谷粗粮为主，增加维生素、膳食纤维的摄取量**，来维持消化酶活性、促进肠胃蠕动、帮助肠道定期排毒。长期坚持这种饮食观念对稳定体内环境、防细胞癌变都大有帮助。相对地，减少蛋白质、脂肪的摄取量，能减轻身体负担，降低慢性病、恶性肿瘤的发生率。

## 慢性病低龄化，30 岁、40 岁人群要注意

元旦假期过后，寒冷天气诱发不少急、慢性疾病，三天内我就接待了五百多位病患朋友。以前医生会提醒50岁以上人群要注意慢性病，三餐多蔬果、少鱼肉，现在已经提前叮咛30岁、40岁人群。最近十几年来，罹患三高、代谢、心肝问题的青壮年人数在不断增加。

即使民众来我的诊所只是看肠胃炎、便秘、感冒，我也会根据症状、病史仔细询问并记录，针对高危险人群提醒他们要做定期检查，希望同样的话讲了五百次中，至少有一两位听进去了。所以在我的诊所每年都有好几位肝癌、胃肠癌、甲状腺癌、血癌患者被早期诊断出来。曾有位男性因为腹胀、拉肚子、有点变瘦而来看诊，我建议他做详细检查，结果是大肠癌。幸得及早发现，并积极接受治疗，他的病情得到稳定控制。而**中国台湾地区肝**

---

臺灣大學醫學院附設醫院
檢驗累積報告

頁次：1／1
列印日期：0990730

號碼：
姓名：○○○　性別：男

資料開始日：0980810
資料結束日：0990706

(BC) **
BLOOD

| | AST U/L | ALT U/L | CK U/L | TG mg/dL | T-CHO mg/dL | LDL-C mg/dL | HDL-C mg/dL |
|---|---|---|---|---|---|---|---|
| (1146) | 30 | 51 | | | | | |
| (1159) | 28 | 55 | | | | | |
| (1158) | 28 | 47 | 105 | 261 | 292 | | |
| (321) | 40 | 77 | 122 | 179 | 191 | 107 | 50 |
| 400) | | | | 238 | 220 | 114 | 50 |
| | | | | 267 | 205 | | 46 |

OD

| 日期 | 檢驗值 | 參考值/說明(單位) |
|---|---|---|
| 0981102 | 96 | 70-110(blood) (mg/dL) |

| 日期(logno) | 檢驗值 | 參考值(單位) |
|---|---|---|
| 0981102-6001001T | 3.22 | < 20 (ng/ml) |

tein

院病毒檢查 (VH) **

the Results of VH

癌带原者占1/5，建议该人群每6个月定期追踪治疗，因为肝癌容易在早期被发现，也呼吁患者避免传播乙肝病毒给别人。

据近年统计，大肠癌的罹患年龄中位数从65岁降到57岁，食管癌的死亡年龄中位数从66岁降至58岁，每年新增30岁以下乳腺癌病患近百人。当我们越了解癌症，越会发现生活、基因的致癌作用强于老化。而**越早发现越能决定医疗方式和存活率**，这便要靠定期、专科的检查，第一时间找出潜在疑点，尽可能把癌症转化为慢性病。

## 理想检查重点 3 + 3，着重家族史、个人化

完善的检查不要有"越贵、越多项、越有保障"的迷思。检查者要针对患者的①**家族病史**；②**个人病史**；③**生活习惯**，做好详细问诊记录和评估，完整包含三阶段服务；落实"医检分离"，检查的设备和环境应该独立，不应和医疗的混用。

（1）**事前评估**：由健康管理师以口头和书面方式，为受检者建立基础资料，再由医生设计专属的"检验建议书"，与受检者讨论决定。

（2）**检验过程**：由医检师和护理师合作，搭配完善的检验设备，为受检者检查，追求检验的精准，并设法提高受检者的安全舒适度。

（3）**健康指导**：由医生亲自为受检者详尽解说，提供后续诊疗建议；由营养师和护理师从居家饮食、运动方面进行指导，以提升健康水平。

## 我自己的"体检菜单"，定期"进厂检修"

以前为拼事业、拼银行存款，身为医生的我反而将自身健康摆在最后。自从步入中年，面对减重、三高、胆囊切除、膝痛、老化等问题，我彻底改靠预防医学追求健康，更加了解自身的健康需求。

我每天记录体重、身高、血压、体脂肪、尿量、运动次数、运动心跳等基础数据，最终成功减重、不复胖，这个记录过程就像做生活管理。因为大我10岁的亲大哥，及大我5岁的亲三哥都有患恶性肿瘤的病史，所以，我在当中国台北荣民总医院荣科医学影像中心执行长及顾问的12年里（2000～2012年），**每年做2次全身MRI肿瘤筛检，及甲状腺、腹部超声波检查，脑部中风筛检**。此外，为预防大肠癌，

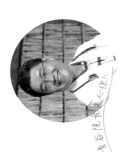

青谷隆长长心你们

## "定期健康检查" 关心你和家人

### 消化器官检查频率建议

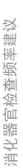

| 部位 | 检查项目 | 检查作用 | 建议频率 | 验出数据参考 | 注意事项 |
|---|---|---|---|---|---|
| 口腔 | ①亚甲基蓝染色；②数码口腔扫描 | ①检查口腔黏膜细胞有无斑块或纤维化病变；②检查牙齿、牙槽有无异常 | 2年1次 | 小心白色或红色斑块、纤维化、疣状增生物或肿块 | 口腔溃疡时不宜进行 |
| 咽喉 | 内视镜检查 | 检查咽喉有无发炎、肿瘤 | 2年1次 | 小心息肉、肉芽组织、肿大 | 检查前1天晚上12点起禁食禁水；检查前取下活动假牙 |
| 食管 | ①食管镜检查；②24小时食管酸碱值测试 | ①检查有无食管狭窄、充血、发炎、肿瘤；②检查胃酸有无逆流 | 2年1次 | 食管内pH < 4代表胃酸逆流 | 检查前1天晚上12点起禁食禁水；检查前先做口腔清洁 |
| 胃 | ①无痛麻醉胃镜检查；②胃肠道功能动力学检查；③上消化道钡剂X线摄影；④碳13尿素呼气试验 | ①检查胃有无出血、溃疡、肿瘤；②检查胃电节律；③检查胃黏膜蠕动及黏膜；④检查有无感染幽门螺旋杆菌 | 2年1次 | 两次测定值差距 > 3.5个单位以上"阳性"表示染幽门螺旋杆菌 | 检查前1天晚上12点起禁食禁水；检查时以鼻吸气、以口吐气；验前须饮用钡剂；碳13尿素呼气试验排出显影剂；需禁食2小时以上且6小时以下 |
| 胰脏 | ①腹部超声波检查；②内镜逆行性胰胆管造影；③电脑断层扫描（CT）；④CA19-9胰腺肿瘤标记 | ①检查胰脏有无钙化、肿瘤；②检查胰管有无阻塞；③进一步确认是否患胰腺癌；④检查有无胰腺病变 | 1年1次或2年1次 | CA19-9 < 37 U/mL | 检查前1天晚上12点起禁食禁水；电脑断层扫描穿无金属和无拉链衣饰；取下活动假牙、金属物品；怀孕提前告知 |
| 脾脏 | ①腹部超声波检查；②电脑断层扫描（CT） | ①检查脾脏有无肿大、水泡、肿瘤；②进一步确认是否患脾脏癌 | 1年1次 | 小心肿大、水泡、斑块 | 同"胰脏" |

你平常做了吗？

| 器官 | 项目内容 | 说明作用 | 建议频率 | 判断数据参考 | 注意事项 |
|---|---|---|---|---|---|
| 胆囊 | ①腹部超声波检查；<br>②血液检查：<br>A/G 蛋白比值；<br>GOT 血清谷氨酸苯醋酸转氨基酶；<br>GPT 血清谷氨酸丙酮酸转氨酶；<br>r-GT 谷氨酰转肽酶；<br>ALK-P 碱性磷酸酶；<br>T-Bili 总胆红素；<br>D-Bili 直接胆红素……<br>③尿液常规检查、尿沉渣镜检<br>④腹部X线数码摄影 | ①检查胆囊内有无息肉、结石、肿瘤、胆道堵塞；<br>②检查有无胆道疾病、肝功能异常；<br>③检查胆囊有无发炎；<br>④检查胆囊有无结石；<br>⑤进一步确认是否患胆囊肿瘤 | 1年1次 | A/G: 1.3:1~2.5:1;<br>GOT: 0~34 μ/L;<br>GPT: 0~40 μ/L;<br>r-GT: 0~26 μ/L;<br>ALK-P: 28~94 μ/L;<br>T-Bili: 0~1.3mg/dL;<br>D-Bili: 0~0.4mg/dL | 同"胰脏" |
| 肝脏 | ①腹部超声波检查；<br>②血液检查（肝脏指数）：同"胆囊"第2项；<br>③乙型肝炎表面抗原测定；<br>④乙型肝炎表面抗体测定；<br>⑤丙型肝炎抗体测定；<br>⑥甲型胎儿蛋白(AFP)检查；<br>⑦尿液常规检查、尿沉渣镜检；<br>⑧电脑断层扫描（CT） | ①检查肝有无肿大、肝硬化、脂肪肝、钙化、肿瘤；<br>②检查有无肝功能异常、胆道疾病；<br>③筛检乙型肝炎；<br>④筛检乙型肝炎抗体；<br>⑤筛检丙型肝炎；<br>⑥筛检肝癌；<br>⑦检查肝有无发炎；<br>⑧进一步确认是否患肝硬化、肝癌 | 1年1次 | HBsAg: "阳性"表示已感染乙肝或是带原者；<br>HBsAb: "阳性"表示未感染乙肝或已注射疫苗；<br>Anti-HCV: "阳性"表示曾感染丙肝；<br>AFP < 20ng/mL | 同"胰脏" |
| 小肠 | ①小肠镜检查；<br>②粪便潜血检查（iFOBT）；<br>③钡剂小肠X线摄影；<br>④胶囊内视镜检查 | ①检查有无十二指肠溃疡、小肠出血、肿瘤；<br>②检查小肠内有无出血、癌细胞；<br>③检查小肠蠕动、黏膜情形；<br>④检查全小肠有无疾变 | 2年1次 | iFOBT: "阳性"表示出血情形 | 检查前3天维持低渣饮食，前1天晚上12点起禁带食；检验前须饮用钡剂，验后须多喝水，以排出显影剂；胶囊内视镜吞食后6~8小时会自动排出 |
| 大肠 | ①免疫化学类便试验（iFOBT）；<br>②大肠镜检查；<br>③结肠镜检查；<br>④CEA 癌胚抗原测定 | ①检查大肠有无出血、癌细胞；<br>②检查有无大肠有息肉病变；<br>③检查肛门、直肠有无发炎；<br>④筛检结肠癌 | 2年1次 | iFOBT: "阳性"表示有出血情形；<br>CEA < 5ng/mL | 检查前3天维持低渣饮食，前20小时禁食，多喝水，睡前服泻药，早起灌肠后照肠镜 |
| 肛门 | ①肛门镜检查；<br>②肛门指检 | ①检查肛管和肛门有无发炎、出血、痔疮、息肉、憩室；<br>②检查肛门内有无肿瘤或硬块 | 1年1次 | 小心息肉、硬块癌症兆 | 检查前3天维持清淡饮食，前1天晚上12点起禁食；检查前灌肠排空大便，硬块检查时放轻松 |

**我定期清肠，每年做2次直肠镜检查，每2年做1次结肠检查，**每年也会安排妻子、岳母、同仁做多项超声波、抽血检查。

　　呼吁大家善用资源，定期接受粪便潜血免疫法和乳房摄影检查，不仅可以预防疾病，保持身体健康，还可以建立良好的生活方式。

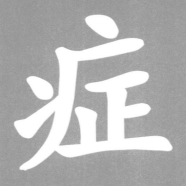

# 症

## PART 3

【这么重要！】

# 健康不是理所当然，
# 肠胃都是这样被搞坏的

> 胃部不舒服，现场这样做才正确
> 防治消化系统疾病，全面关心生活方式
> 临床证实，90%的肠胃病是吃出来的

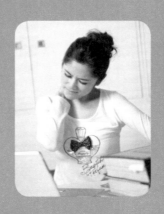

## 胃部不舒服，现场这样做才正确

胃就像人的"第二张脸"，一旦身心起伏过大，胃相就会出现"坏脸色"，用绞痛、火烧、闷胀、恶心等感觉来抗议。生活忙碌、三餐不规律者，消化系统出状况的频率特别高。在我们身边有超过三成的人，长期忍受着消化不良的痛苦。一般说的"肚子痛""胃不舒服"是很笼统的描述，因为其常见症状有消化不良、胃胀气、贲门痛（心窝处灼热痛）、胃酸过多或反流、反胃、胃痛、食欲低下等多种，故此时应先了解症状和发生原因，以及学习"该这么做"和"别那么做"的方法，不要贸然吃止痛药。

## 1〈消化不良〉

### 症状原因

进食后上腹饱胀，积食感强烈，并出现胃灼热、胀气、恶心、腹泻、打嗝、放屁、食欲不振。因胃肠蠕动不佳、贲门松弛使胃酸反流、胆囊疾病而起者，为器质性消化不良；因吃太快、咀嚼不足、食物难消化、暴饮暴食、烟酒刺激、压力过大、过劳而致者，为消化性消化不良。

### 你能做的防治方法

宜 暂停一两餐，或每餐食少量，**选高纤、高酵素食物**，如萝卜清汤、空心菜、山药、山楂、木瓜等；进食时要细嚼慢咽。饭后适量散步，或休息30分钟后做伸展操，帮助肠胃蠕动。

忌 饭后勿剧烈运动，也不宜平躺；睡前2~3小时不进食。少食辛辣、油炸、高脂肪、糯米等食物；不食易产气的食物，少喝汽水、啤酒；吃适量高纤水果，如凤梨、柑橘、龙眼。

### 医生能为你做的事

连续3天消化不良建议就诊。医生可能给**制酸剂**以缓解不适，或富含**乳酸菌**、促进胃肠蠕动的药；安排**照胃镜**等查出消化不良的原因。

## 2 〈贲门痛〉（心窝灼热痛）

### 症状原因

贲门痉挛造成心窝和上腹部灼热、吞咽困难、胸部闷痛、呼吸困难，贲门肌肉无法正常缩放和变得松弛，食物不能顺利通过而堆积在食管末端，从而导致发炎，致癌率增大。

痉挛原因未明，可能是食管运动神经失调所致。儿童因贲门发育未全，容易吐奶、疼痛；老人则因贲门松弛易出现发炎症状。

贲门痉挛容易引发食管发炎和胃溃疡，它是胃癌好发的位置；万一胃酸反流呛入气管，可能会引发呼吸道发炎。

### 你能做的防治方法

宜 可喝少量苏打水。进食时细嚼慢咽；不食易产气的食物，**吃固体食物、软体食物比汤、粥好**，以避免胃里产气太多；饭后超过半小时才可躺下，且将头部稍稍垫高。

忌 反胃时勿强压制；勿吃太饱；避食刺激性食物；睡前2~3小时不进食，让胃肠道尽量排空。

### 医生能为你做的事

反胃严重时，可服**保护胃黏膜或调整胃酸分泌**的药物。用内视镜检查食管末端和贲门肌肉有无变厚，管壁内径有无变窄。

## 3 〈胃胀气〉

### 症状原因

感觉胃里有气体积聚，上腹闷胀，用指节轻扣能听到似空心的声音，并觉恶心、想吐，甚至出现腹泻。

常见原因是进食太快、边吃边讲话、饮食过度油腻，或食用了易产气的食物，使体内气体越积越多。

若是肠易激综合征患者，胃胀气、便秘、腹泻都是其常见症状，这些症状可能轮流发作。

### 你能做的防治方法

宜 从上腹到下腹顺时针轻轻按摩（可轻抹薄荷或茴香精油在肚脐边），或来杯薄荷茶、洋甘菊茶以缓解不适。

平日进食要细嚼慢咽，勿边吃边说话；睡前做排气运动，躺着屈膝，双手环抱小腿3~5分钟。

忌 少吃易产气的食物，少喝汽水、啤酒；喝牛奶会胀气者勿一次饮用过多；避免嚼口香糖和使用吸管喝东西，忌进食时吃太快。

### 医生能为你做的事

医生可能给**帮助排气**的药物来消胀，或建议补充**益生菌、酵素**以改善胃肠道环境。

## 4 〈反胃〉（恶心、想吐）

> **症状原因**
>
> 反胃的常见症状是恶心，甚至呕吐，常伴随缺乏食欲、消化不良，**严重呕吐者须提防脱水**。若是肠胃炎引起的反胃，会合并腹痛、腹泻、发烧等。
>
> 反胃的原因包括吃太饱、暴食后遗症、动晕症、闻到臭味、怀孕害喜；或是感冒，细菌、病毒性肠胃炎，美尼尔氏综合征，情绪恐慌，手术麻醉，放射线疗法，脑震荡等，须先查明原因，勿自行服用成药。

**你能做的防治方法**

宜 心情要平和，可闻薰衣草精油，或用薄荷精油净化空气，让恶心感淡去。少量的**姜可抑制反胃**，可磨成姜泥加在饮食里。

呕吐时，暂停饮水2～4小时，同时禁食，等症状缓和后再小口喝开水或稀释的运动饮料，可吃少量苏打饼干、白馒头或白饭，或喝新鲜果汁。

忌 少食乳制品、咖啡、茶、含酒精的饮料。

**医生能为你做的事**

医生经问诊、详查原因，可能给**止吐剂**，或调整肠胃蠕动的药物。

## 5 〈胃酸过多、反流〉

> **症状原因**
>
> 常发生打嗝、呕酸水、口腔异味等症状，并出现慢性喉炎、慢性咳嗽、吞咽困难、心口和上腹部灼热。胃酸反流严重时会出现胸闷、胸痛、气喘和呼吸困难。
>
> 主因是激素或交感神经使胃酸大量分泌，导致**消化液与食物比例失衡**，胃壁在强酸侵蚀下发炎或溃疡。有时会刺激贲门括约肌变得松弛，导致胃中食物泥团反流至食管。

**你能做的防治方法**

宜 可吃少量苏打饼干以中和胃酸；**晚餐只吃七分饱，并细嚼慢咽。**

忌 作息勿过度紧张，不熬夜；少吃刺激胃酸分泌的食物，如洋葱、辣椒等；别穿过紧的衣裤，以免增加腹压。

**医生能为你做的事**

医生可能给**制酸剂**来中和胃酸，或给黏膜保护剂，或调整胃酸分泌的药物；安排**胃镜检查**以确认胃的发炎和溃疡情形。

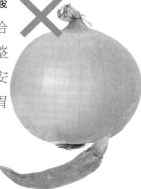

## 6 〈胃痛〉(发炎、溃疡)

症状原因

胃发生疼痛，从烧灼感、轻微闷痛到严重绞痛都有可能，多数在**几小时内会缓解**；若是病毒感染或细菌引起，常合并呕吐、腹泻等，疼痛会超过1天以上。通常是食用过多油腻、刺激性食物，饮酒过量，压力过大，滥用药物所致；急性胃炎、慢性胃炎、消化不良、溃疡等都是主因。

### 你能做的防治方法

宜 可用热水袋敷胃部，舒缓疼痛。暂时禁食，或仅吃**清淡食物和少量多餐**，要细嚼慢咽。

忌 勿饮用碳酸饮料、茶、咖啡和酒；避免食用会刺激胃黏膜的食物，如辣椒、胡椒、芥末、大蒜、洋葱、柠檬等；少吃富含**粗纤维**的食物，如竹笋、西芹、番石榴等，食用时要嚼细碎；少吃黏性大、不易消化的食物，如年糕、油饭、麻糬、汤圆等。

### 医生能为你做的事

医生经问诊、详查原因，给**黏膜保护剂**或**制酸剂**，或肠胃止痛药。照胃镜可查胃黏膜情形；碳13尿素呼气试验可查是否感染幽门螺旋杆菌，或抽血查是否有幽门螺旋杆菌抗体，给三合一抗生素治疗。

## 7 〈食欲低下〉

症状原因

不觉得饿，也不想吃东西，常伴随脸色苍白、体力虚弱、体重减轻、免疫力下降、生病不易痊愈等。

长时间熬夜、运动不足、压力过大、服用避孕药、体力透支、**自然老化**等，都会降低食欲；要提防肠胃疾病、精神抑郁、甲状腺机能不足、心肌无力、肝炎、肾炎、化学治疗等影响，生理和心理因素要一起调理。

### 你能做的防治方法

宜 邀亲友用餐，营造良好的用餐环境；**把食材切成小片**；选择多彩、有香气、咬下有清脆声的食物；多吃富含**酵素**的水果，如木瓜、凤梨、奇异果等。**顺时针按摩腹部，保健肠胃**，促进蠕动；每天做30分钟伸展体操或散步；调整正常作息时间。

忌 少吃油炸物、乳制品、糯米制品。抽烟会破坏食欲和味觉，应尽早戒除。

### 医生能为你做的事

在身体状况允许的情况下，建议每日做适量运动，而不是吃药。可补充**乳酸菌以改善胃肠道功能**，提振食欲。建议定期做清肠疗程——**结肠灌洗**，排空宿便，让天然好菌活跃起来。

## 防治消化系统疾病，全面关心生活方式

消化系统是庞大、复杂的系统，包含很多器官和腺体，
相关的疾病林林总总。因为某些消化病的症状可能相似，
不容易被具体描述和判断，经常需要医检来协助确诊。
不管是急性还是慢性消化道病症，
如果能对自身的症状做观察、记录，
来到诊所做主述时，非常有助于医生做诊疗判断，
自己也更能了解后续的疗程和居家保养要领。
所以我常劝病患朋友说：
**"医生救得了你一时，但改变不了你的生活。"**
积极了解病症与保健资讯，
从饮食、作息、体检等方面助自己一臂之力，
同时也能助家人一臂之力！

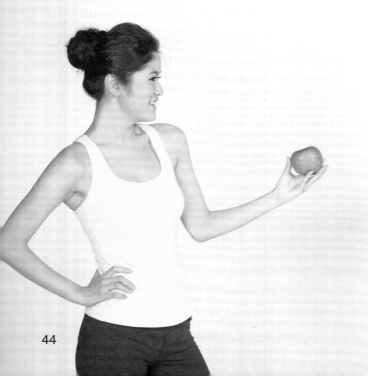

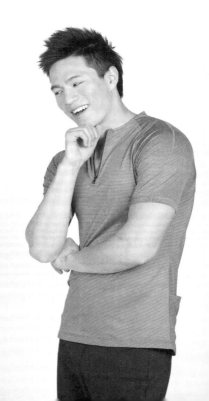

## **1** 〈口腔溃疡〉嘴破警告你免疫力变差

### 你能做的防治方法

**饮食** 补充水分，多吃富含维生素C的水果或凉性水果，如西瓜、葡萄柚等；少吃油炸、辛辣食品及滚烫的食物。

**生活** 勿搓拉伤口肌肉，勿常用舌头触顶伤口；尽量早点就寝；饭后用淡盐水漱口；性生活多注意卫生。

**回诊** 嘴破大多两周内可痊愈，长久不愈或口腔内出现白斑、硬块，应尽快就医检查是否患口腔癌。

### 医生能为你做的事

医生可能给口内膏以消炎止痛，或只提醒多补充维生素，多休息。

---

**症状原因**

几乎所有人的嘴都破过。口腔黏膜表层因肿胀而咬伤，或烫伤、疱疹感染而出现溃疡，感觉灼热又疼痛，摸脸颊也会不舒服。有时数处溃疡齐发，**严重者会出现发烧、头痛、咽喉痛、淋巴结肿大、倦怠等。**

嘴破常发生在免疫力下降、自律神经失调、内分泌障碍、睡眠不足、压力过大、营养失衡、接受放射线疗法时，或是女性生理期前夕。

---

## **2** 〈口腔癌〉20年来死亡率增加100%

### 你能做的防治方法

**饮食** 远离槟榔、烟、酒，多吃含胡萝卜素、维生素C的新鲜蔬果。

**生活** 注意假牙清洁、口腔和性行为卫生。

**常检查硬块：** 摸口腔上下、脸颊内外、颈、唇、舌。

**回诊** 抽烟或吃槟榔者每2年做1次口腔黏膜筛检。口腔癌患者每1～6个月做1次回诊，5年无复发算度过安全期，但仍应每6～12个月做1次全身检查。

### 医生能为你做的事

以手术切除肿瘤及放射线治疗为主，配合化学治疗。

---

**症状原因**

**吃槟榔、抽烟、嗜酒**是中国台湾地区口腔癌发生率持续上升的主要原因。此外，因性行为开放，**人类乳突病毒感染（HPV）**不只增加了生殖器官癌的发病率，还升高了口腔癌、咽喉癌的发生概率。**齿列不整齐或假牙制作差，**也会刺激病变。

其初期症状不明显，之后出现溃疡不易愈合、黏膜有白斑、红斑或硬块、吞嚼困难、舌麻牙肿、脸部不对称、声音改变、耳朵疼痛等。多数是口腔黏膜细胞病变形成恶性肿瘤，少数是小唾液腺恶化形成腺癌。

45

## 3 〈食管炎〉胃酸反流首当其冲

### 你能做的防治方法

**饮食** 最重要的是要细嚼慢咽，愉快用餐；少吃刺激性、会使贲门松弛的食物，如薄荷、酒类、咖啡因、高脂肪食物；冬天少吃易引起咽喉、食管红肿的**麻辣锅**。

**生活** 嚼口香糖，可促进唾液分泌，帮助食物通行；服药时多喝水，以免药物滞留食管；维持体重正常，穿宽松衣物，可减轻胃酸反流。

**回诊** 顽固型食管炎多与贲门无法紧闭有关，应定期追踪。

### 医生能为你做的事

食管内视镜检查可确认发炎程度，24小时食管酸碱值测试可查明有无胃酸反流。医生会给制酸剂来中和胃酸，或调整胃酸分泌的药物，来减轻反流症状。

**症状原因**

感觉吞咽疼痛、心窝处灼热痛，可能轻微出血或吐血；当食管痉挛时，食物难通过，会有压迫感。最常见的原因是胃酸反流，即**反流性食管炎（GERD）**；也有因吃刺激性食物、用药、受病毒或结核菌或念珠菌感染；少数因病插鼻胃管、做放射治疗或化疗而引起。

## 4 〈食管癌〉男性罹患率是女性的3倍

### 你能做的防治方法

**饮食** 还是强调要细嚼慢咽，快乐饮食；避免食用刺激性、滚烫或含**亚硝酸盐**的食物，如腊肉、香肠、酱菜等；妥善保存食物，提防发霉。

**生活** 戒烟、酒、槟榔，养成舒压的好习惯。

**回诊** 若有接受放射治疗需常回诊。

### 医生能为你做的事

借X线、食管镜、细胞学检查、电脑断层扫描、超声波等检查确诊，以胸腔内视镜手术切除恶性肿瘤，放射线治疗为主，化疗为辅。

**症状原因**

初期有异物感，吞咽不舒服；中期感觉食管堵塞，吞咽困难，胸骨后方有压迫感；后期背部疼痛，食物通过食管会觉得刺痛，甚至呕吐，体重减轻；晚期有黑便、吐血等症状。

**多因食管常发炎**，曾受强酸或强碱腐蚀，或因贲门括约肌松弛，导致长期胃酸反流，刺激食管末端细胞病变；或因长期吃槟榔、抽烟和嗜酒（两者都有更严重），常吃腌渍或烟熏食物，喜欢吃滚烫的食物等。整体而言，男性罹患率是女性的3倍。

## 5 〈急性胃炎〉胃黏膜突然发炎了

**你能做的防治方法**

（饮食）定时进食，并吃**七分饱**，要细嚼慢咽；避免食用刺激性、辛辣、油腻、生冷的食物；少吃会刺激胃酸分泌的食物，如辣椒、葱蒜、汽水。

（生活）注意腹部保暖，保持心情平和。

（回诊）**应持续治疗至症状完全消失**，以免转变成慢性胃炎。

**医生能为你做的事**

做胃镜检查可确认胃黏膜发炎程度，必要时做胃黏膜切片检查。医生会给抑制或调整胃酸分泌的药物。

> **症状原因**
>
> **通常在进食后不久发作**，出现腹痛、恶心、呕吐、腹泻等症状，严重时甚至会出现黑便或呕血；若是细菌或病毒感染，还可能伴随中毒、发烧、虚弱等症状。
>
> 急性胃炎是指胃黏膜急性发炎，又分急性单纯性胃炎、急性糜烂性胃炎、急性腐蚀性胃炎、急性化脓性胃炎等4种。暴饮暴食、饮酒过量、饮食不洁、长期服用抗生素或止痛药（如阿司匹林）、承受过大精神压力都可导致急性胃炎。

## 6 〈慢性胃炎〉慢食乐活是最佳处方

**你能做的防治方法**

（饮食）细嚼慢咽；选择易消化的食物，少用调味料；根据酸碱中和原理，胃酸分泌过多者可多喝**豆浆和鲜奶**，分泌过少者可多喝**新鲜果汁和优酪乳**。

（生活）务必戒除烟酒。养成生活作息正常，舒压和适度运动的习惯。

（回诊）治疗期可能长达数月，需耐心回诊。

**医生能为你做的事**

借内视镜观察胃壁，判断属于哪种胃炎；医生会特别关注**有无黏膜萎缩、感染幽门螺旋杆菌**。

> **症状原因**
>
> 晨起刷牙觉得恶心，有时连续数天黑便，痊愈数日后又复发。慢性胃炎分**过敏性胃炎和无酸性胃炎**，前者肚子饿时容易闷痛，胃部灼热，一旦进食很快就可缓解，可是两三个小时后又会发作，食欲还算正常；后者空腹时较轻松，吃饱了反而觉得胃胀痛，常伴随恶心、想吐，食欲减退。
>
> 过敏性胃炎是因黏膜增厚、胃液分泌过多，使胃处于强酸环境引起的；无酸性胃炎是因腺体萎缩或消失、胃液分泌过少，使胃处于低酸环境引起的。

## **7** 〈**幽门螺旋杆菌引起的胃病**〉与胃炎、胃溃疡、胃癌关系密切

### 你能做的防治方法

**饮食** 减少外食，勿喝生水；可适量补充优酪乳、益生菌。

**生活** 此菌主要**经口腔传染**，常清洁餐具、牙刷、口红等，勿共用。

**回诊** 必须连续服药两周以上才能根治，否则复发率极高。

### 医生能为你做的事

做**碳13尿素呼气试验**，现场就可得知有无感染幽门螺旋杆菌，也可抽血测定幽门螺旋杆菌抗体进行检验；针对胃炎疼痛、溃疡患者，医生会给两周的制酸剂搭配三合一抗生素治疗，设法根除幽门螺旋杆菌。

---

**症状原因**

上腹常闷胀、疼痛，伴随腹鸣、口臭、恶心、呕吐、胀气、打嗝、放屁等。幽门螺旋杆菌是格兰氏阴性细菌，呈螺旋状，**能自我保护不被胃酸侵蚀，所以能寄生在幽门**。它会破坏胃黏膜的表皮细胞，从而导致相应部位发炎、病变或坏死。

中国台湾地区幽门螺旋杆菌感染率高达50%以上，其中15%～20%的人会发病；从70%以上慢性胃炎、90%以上胃溃疡、60%以上十二指肠溃疡、30%以上消化不良、20%以上胃癌患者身上，都能找到幽门螺旋杆菌。

---

## **肠胃型感冒**是肠胃炎，还是感冒？

所谓肠胃型感冒，不是正式的疾病名称，它是一种复合疾病，只是因为方便理解，大家顺理成章而使用的诊断名词。

事实上，肠胃型感冒或感冒型肠胃炎所指的，可能是**病毒侵犯上呼吸道所引起的感冒**，也可能是**病毒性肠胃炎所造成的肠胃不适**，无论哪一种都只能根据症状进行治疗，且要靠勤洗手、做隔离来预防传染。在病毒性肠胃炎中，以轮状病毒、腺病毒、诺如病毒三者最为常见。

〈轮状病毒〉往往先吐后拉，有腹痛、发烧，以及咳嗽、流鼻涕等呼吸道症状。

〈腺病毒〉大都先出现呼吸道症状，伴随头痛、发烧，接着出现恶心、腹痛和腹泻。

〈诺如病毒〉严重呕吐为主，会出现腹绞痛、腹泻、头痛、发烧、肌肉酸痛、颈部僵硬，但基本没有呼吸道症状。在2012年跨2013年的冬天，感染诺如病毒的人很多，因此人们对它更加了解和关注。

## 8 〈胃溃疡〉胃壁被胃酸侵蚀了

### 你能做的防治方法

**饮食** 少量多餐，充分咀嚼；忌食刺激性食物；牛奶、巧克力、汽水也应避免。

**生活** 戒除烟酒；不滥服成药，尤其是**阿司匹林、消炎药**；调整正常作息时间，养成舒压习惯。

**回诊** 至少完成两周疗程；遵医嘱调整饮食。

### 医生能为你做的事

照胃镜可观察溃疡程度，做碳13尿素呼气试验或抽血可检查有无感染幽门螺旋杆菌。若确诊，医生会给两周的**三合一抗生素**治疗，以及制酸剂、黏膜保护剂、胃酸分泌抑制剂。

> **症状原因**
>
> 健康情况下胃黏膜会分泌黏液，在胃壁形成保护膜以防胃酸、胃蛋白酶侵蚀。然而多因感染幽门螺旋杆菌或其他饮食原因，胃黏膜分泌黏液的功能衰退，黏膜保护层变弱，使胃壁受胃液侵蚀而溃疡，或因长期服药所致。
>
> 空腹时胃痛，进食则缓解，饭后1~2小时又痛，出现上腹痛、恶心、呕吐、打嗝、胀气、胸口灼热、缺乏食欲等症状，甚至有**黑便或血便，粪便呈黑油膏状**；若感觉背部剧痛可能是胃穿孔，需立即就医。

## 9 〈胃癌〉黏膜表皮细胞异常增生

### 你能做的防治方法

**饮食** 定时定量，不吃含亚硝酸盐、腌渍、发霉、烧烤类的食物。

**生活** 学习舒压，因为高压会使胃黏膜修复力减弱。

**回诊** 0~1期患者每年回诊3次，2~4期患者每年回诊4次。

### 医生能为你做的事

胃镜、腹部超声波、电脑断层扫描等检查，都是诊断胃癌的必要检查。确诊后通过外科手术切除恶性肿瘤，以放射线治疗为主，化疗为辅。早期胃癌经治疗，平均95％的人有5年存活率。

> **症状原因**
>
> 初期症状多疑似胃炎或胃溃疡，之后才陆续出现上腹痛、胀气、恶心、反胃、消化不良、腹泻、食欲不振、体重减轻、倦怠等症状。
>
> 致胃癌的原因和饮食、遗传、老化有关，**男性患者是女性的2倍**。90%以上的胃癌是胃黏膜表皮细胞异常繁殖和增生所形成的**胃腺癌**，及由慢性胃炎中的**无酸性胃炎（萎缩性）**导致的。当胃溃疡患者接受4周以上的治疗仍不见效时，医生会建议做进一步检查确认是否为胃癌。

# 10 〈十二指肠溃疡〉深夜来袭的饥饿痛

## 你能做的防治方法

**饮食** 少吃刺激性食物；三餐之间饥饿时，可吃些**苏打饼干**或无糖果冻。

**生活** 不熬夜；戒除烟酒；不滥服成药，尤其是阿司匹林和消炎药。

**回诊** 至少完成两周疗程，并遵医嘱调整饮食。

## 医生能为你做的事

做胃肠镜检查可观察溃疡部位和程度；做碳13尿素呼气试验、抽血可检查有无感染幽门螺旋杆菌。若确诊，医生会给两周的三合一抗生素治疗，同时给制酸剂、黏膜保护剂、调整胃酸分泌的药物。溃疡若严重至穿孔，需立刻进行手术治疗，以免导致**腹膜炎**。

### 症状原因

也是男性患者多于女性。空腹时易出现疼痛，尤其在餐前和深夜、清晨，常有"饥饿痛"，症状包括脸色苍白、恶心、呕吐、脉搏变慢、血压下降、手脚冰冷；当出现**呕血、黑便、血便时**，可能已出血，需立刻就医。

小肠的十二指肠最靠近胃，如果胃液分泌过多，胃酸和胃蛋白酶会侵蚀十二指肠黏膜造成溃疡，道理和胃溃疡相似。

# 11 〈急性肠炎〉细菌病毒侵袭肠道

## 你能做的防治方法

**饮食** 急性期应禁食6～8小时，好转后再从流质食物开始尝试。

**生活** 补充**酵素**改善肠道环境，增强免疫力；注意饮食卫生，勿吃隔夜食物。

**回诊** 慎防并发症，请按时回诊。

## 医生能为你做的事

借粪便常规检查、细菌培养、血液检查做确诊。情况严重时，医生会给腹泻救急专用的**电解质**，或打点滴补充。

### 症状原因

症状包括腹鸣、腹绞痛、腹泻，甚至水泻、发烧、四肢酸痛等，严重者可能出现脱水、电解质失衡或休克。发病部位主要在小肠，但往往会波及大肠，若连胃都出问题，就会导致急性肠胃炎，会伴随恶心、呕吐。

多因细菌或病毒侵袭所致，前者以**沙门氏菌、大肠杆菌、金黄色葡萄球菌**为代表，后者以**轮状病毒**最常见；多数由饮食不洁而引起，常进食不久后肚脐周围就会痛，触摸会加剧疼痛。夏天较常发生，和食物容易腐败有关。也有人因吃某些食物过敏所致，或因药物、酒精而引起。

## 12 〈小肠阻塞〉食物无法往下送

### 你能做的防治方法

(饮食) 宜适量食用粗纤维、不易消化的食物，如竹笋、牛蒡等，特别要细嚼慢咽。

(生活) 维持正常的生活规律，保持睡眠和运动充足，晨起、午后加强腹肌伸展。

(回诊) 出院后需遵照医嘱回诊复检。

### 医生能为你做的事

**做腹部平面X线摄影检查**可推论出小肠是否阻塞；保守治疗2～4天后若不见改善，考虑改为采用外科手术治疗。

> **症状原因**
>
> 小肠阻塞时，症状有腹鸣、腹胀、绞痛，但没有排气和排便。此外，会伴随着恶心和呕吐，**呕吐物偏深绿色，且**因为胆汁的缘故**带苦味**。要尽快就医，恐出现小肠扭绞或破裂的危险。
>
> 主因可能是**小肠内长息肉或肿瘤**造成阻塞。小肠息肉是小肠黏膜分泌腺异常增生所形成的赘肉，会导致肠道变窄，食物难以下行；小肠肿瘤虽然少见，但也会造成阻塞。婴儿容易在回盲括约肌附近发生肠套叠；老人容易因小肠掉入腹股沟发生疝气，或是手术后粘连，这些也是可能的病因。

## 13 〈大肠阻塞〉粪便无法送到肛门

### 你能做的防治方法

(饮食) 多喝水，并摄取足量的**可溶性纤维素**。

(生活) 养成固定排便、每天运动的习惯，并且常顺时针按摩腹部。

(回诊) 出院后需遵照医嘱回诊复检。

### 医生能为你做的事

**肛门指检**是检查的第一道关卡，**结肠镜、大肠镜检查**都能帮助诊断大肠的阻塞程度。一旦发现某段肠道有坏死现象，必须立即评估通过外科手术处理。

> **症状原因**
>
> 大肠阻塞时，症状有严重腹胀，敲诊时会有鼓声，排便逐渐变少甚至不排便，没有排气，腹痛，食欲不振，恶心等。
>
> 常见原因，除了**息肉**，还有结肠直肠癌、乙状结肠扭转、大肠憩室炎等。大肠息肉的个数可能有数个到数百个，**最容易出现在结肠和直肠，**常被视为大肠癌的前兆。有些患者长期卧床，肠道蠕动速度缓慢，也会造成大肠阻塞、粪便无法排出。至于大肠扭结，可能发生在盲肠、乙状结肠、横结肠等部位，男性患者比女性多。

## 14 〈肠易激综合征〉自律神经拉警报

### 你能做的防治方法

**饮食** 选择食用低脂、高糖食物；咖啡、茶、酒都不宜过量；便秘时多喝水，腹泻时避免食乳制品；平时多补充乳酸菌整肠。

**生活** 改善自律神经失调，舒解压力；务必戒烟；考虑借**结肠灌洗疗法**清肠、整肠。

**回诊** 症状消失后，至少再追踪半年。

### 医生能为你做的事

问诊后，医生若觉得有必要，会建议做大肠镜或直肠镜检查；在用药方面，会针对症状开止泻药或软便剂；若情绪问题严重，可能考虑开**抗忧郁、抗焦虑**的药物，以舒缓紧张情绪。

**症状原因**

常腹痛、胀气、恶心，腹泻或便秘交替出现，每周排便少于3次，反复发作达3个月，有时会心窝灼热痛、吞咽困难。原因可能受情绪影响，考试、工作压力大时尤其严重，有些患者会失去自信，畏惧社交。

大肠平滑肌上分布有大量自律神经。**压力、作息、饮食、身心状态失衡**，会导致自律神经系统失调，从而使大肠蠕动和相应功能发生异常。

## 15 〈便秘〉2 天没排便、硬便难解

### 你能做的防治方法

**饮食** 多吃粗食，每日摄取**膳食纤维25～35克、水2000～3000毫升**。

**生活** **勿依赖泻剂**，它会破坏肠道神经丛，使便秘恶化；早晚顺时针按摩腹部、脊椎下部，帮助排便。

**回诊** 有时需耐心服用**软便剂**，或做结肠灌洗疗法辅助改善。

### 医生能为你做的事

有需要可安排**大肠活动力检查、肛门直肠压力检查**。医生通常会开软便剂以改善便秘。

**症状原因**

食物从下肚到排出体外需24～36小时，食物残渣来到大肠形成粪便，若太久未能排出，其水分和电解质被大量吸收后，粪便会过硬并堆积，造成肠壁松弛、肌肉无力。常见症状有：**每周排便少于3次**，感觉腹部胀痛，排便需很用力，粪便干燥硬结，粪便量明显减少，肛门口觉得刺痛，总觉得排不干净等。

**饮食少菜多肉、缺乏膳食纤维、运动不足者最易便秘**，长期服用利尿剂、制酸剂、抗抑郁剂者也会发生。小心便秘可能引发直肠出血、痔疮、大肠癌。

# 16 〈大肠直肠癌〉向高脂高油饮食说不

症状原因

大肠属癌症危险区，各部位按患癌率高低排序为：**直肠＞乙状结肠＞盲肠＞升结肠＞降结肠＞横结肠**。初期症状很不明显，到中后期才会陆续出现腹胀、腹痛、贫血、体重减轻、排便习惯改变、血便、大便有黏液、大肠阻塞、腹部摸到肿块等症状。每1~2年做**粪便潜血筛检、结直肠镜、大肠镜检查**非常重要。大肠癌依进程分为4期。

〈第1期〉恶性肿瘤局限在大肠直肠黏膜表面，并未向下侵犯肠壁肌肉，也没有淋巴结转移。

〈第2期〉恶性肿瘤向下侵犯至肠壁肌肉，但没有淋巴结转移。

〈第3期〉恶性肿瘤已有淋巴结转移。

〈第4期〉恶性肿瘤已有远端转移，例如侵袭了肺脏或肝脏。

大肠直肠癌指黏膜细胞异常增生，可能造成大肠阻塞、肠道出血，且癌细胞会向其他器官转移。如做肠镜检查发现有**息肉**，形成大肠癌概率增高；直肠癌因接近肛门，癌变时排便习惯会大变，有时会出血，比较容易被发现；越接近深处结肠和盲肠，通常察觉癌症的时间越晚。常吃高脂肪、高胆固醇、低纤维的食物，罹患大肠癌的概率会大增。

## 你能做的防治方法

**饮食** 多吃**高纤蔬果和粗食**，尽量养成每日排便习惯。术后先吃半流质或软质食物，少量多餐，再逐渐换吃低渣、低油脂的新鲜食物；恢复期只适合摄取低纤食物；术后多补充含**钾**的食物，例如香蕉、柑橘、南瓜、杏仁、黄豆等。

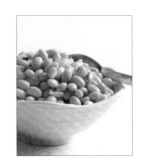

**生活** 维持适当的体重，不要过瘦；维持良好的免疫力；一般人应每年做一次粪便潜血检查；高危险人群应每年做一次大肠镜检查。

**回诊** 遵照医嘱回诊即可，但若有出血、严重腹胀、腹痛、发烧等情形，应立刻回院诊治。

## 医生能为你做的事

肛门指检、粪便潜血筛检、大肠镜、结直肠镜检查，有助于判断有无大肠直肠癌的可能，必要时还可做**息肉切片**。通过外科手术切除恶性肿瘤后，以放射线治疗为主，化疗为辅。

## 17 〈痔疮〉肛门口小静脉曲张

**症状原因**

　　肛门口的**小静脉**因压力而曲张,这就是痔疮。长期便秘或腹泻、久坐或久蹲、怀孕、肥胖、老化、肝硬化、直肠肿瘤、遗传等,都是引发痔疮的原因。因痔疮不容易治疗,预防的意义重大。

　　痔疮症状包括:排便后擦拭有血迹、总觉得肛门擦不干净、肛门附近有伤口、肛门瘙痒、粪便有血、脱肛等。痔疮依发生部位分:肛管齿状线以上称**内痔**,以下称**外痔**,内外痔兼具则称**混合痔**。发生痔疮时,建议早诊断,早治疗。痔疮依严重程度分为4期。

〈第1期〉排便后出血,但没有痔疮脱出。
〈第2期〉排便时脱出,排完会自动缩回。
〈第3期〉脱出后必须靠手推回。
〈第4期〉用手推回后会立刻脱出。

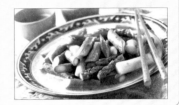

## 你能做的防治方法

**饮食** 每天吃5~9份青菜、水果,以**全谷物**代替精致米面;禁止吃油炸、辛辣、刺激性食物;每天喝足量水[以我为例,我的体重数80(千克)×40毫升=3200毫升,40毫升为基数];早晨可喝温开水或牛奶以促进肠胃蠕动。

**生活** 避免熬夜;不宜久坐、蹲、站,可多做**提肛运动**;每天运动30分钟,慢跑、散步、游泳、体操、瑜伽等都很合适,不宜举重。

　　戒除坐在马桶上看书的习惯;如厕后以清水冲洗肛门,并保持干燥,擦拭也要轻缓。**勿滥用泻剂或灌肠**。疼痛时可温水坐浴,每天2~3次,每次10分钟。可辅以结肠灌洗法改善。

**回诊** 恢复期视手术方法和病情而定。

## 医生能为你做的事

　　初步进行肛门指检,若有出血则增加大肠镜、肛门镜、结直肠镜检查,以确认有无病变;通常第3、4期患者若经常发作,且对生活造成严重困扰时,可施行**痔疮电疗、橡皮圈痔结扎术、超声波引导痔疮动脉结扎术**;医生会开痔疮栓剂或药膏,配合软便剂使用。

# 18 〈乙型肝炎〉变肝癌概率最高

## 你能做的防治方法

饮食 食物要新鲜、自然，饮食要均衡；忌饮酒；勿吃含**黄曲霉素**的食物。

生活 乙肝病毒携带者可维持正常作息，但不宜太累，不可熬夜；维持体重正常；勿滥服成药或偏方。乙肝病毒不会经饮食传染，故患者餐具不需与家人隔离，但牙刷、毛巾、指甲剪、刮胡刀等不可共用；没有乙肝抗体的人，如果和乙肝病毒携带者发生性关系，要提防被传染乙肝病毒，加送丙肝、丁肝。

回诊 乙肝病毒携带者每年至少接受2~3次腹部超声波追踪；没被乙肝病毒感染者，考虑打疫苗。

## 医生能为你做的事

**抽血检查**即可得知有无乙肝表面抗原（HBsAg），或表面抗体（Anti-HBs）。若抗原呈阳性，表示处于急性感染，或成为乙肝病毒携带者；若抗体呈阳性，表示感染过乙肝病毒或已注射疫苗，不会再受感染。

### 甲、乙、丙、丁、戊、己、庚型肝炎，傻傻分不清楚

肝炎可能由病毒、酒精、药物、代谢异常所引起，但甲至庚型肝炎皆属于病毒性，又分急性、慢性两类。

〈甲型肝炎〉属急性肝炎，经口传染，可打疫苗。平时减少外食，使用公筷公匙。

〈乙型肝炎〉属慢性肝炎，但部分有急性期，经血液、体液传染，严重会导致肝硬化或肝癌，可打疫苗。

〈丙型肝炎〉急性和慢性兼具，经血液、体液传染，严重会导致肝硬化或肝癌。

〈丁型肝炎〉属慢性肝炎，经血液、体液传染，常和乙型肝炎一起传染。

〈戊型肝炎〉属急性肝炎，经口传染。

〈己型肝炎〉已确认是乙型肝炎的属型，现在很少被提起。

〈庚型肝炎〉属慢性肝炎，经血液、体液传染。

---

**症状原因**

乙型肝炎是全球最常见的传染病，超过3亿人是乙肝病毒携带者，其中75%在亚洲；在中国台湾，每5人之中就有1人是乙肝病毒携带者，这些人罹患肝癌的概率是一般人的100~200倍。乙型肝炎是由乙肝病毒（HBV）引起，主要经血液、体液传染。其传染方式有两种：

**垂直传染**，如母亲传染给婴儿。

**水平传染**，如通过打针、输血、刺青、穿耳洞感染。

乙肝患者早期无明显症状，急性发作时会疲倦、食欲不振、恶心、呕吐、腹痛、发烧、关节疼痛、全身无力等，严重时会有**黄疸**（眼白和手心偏黄）和**褐色尿**；痊愈后得到抗体，从此对乙肝病毒免疫；但部分患者会变成**携带者或慢性乙肝患者**，还可能会逐渐变成肝硬化或肝癌患者。

## 19 〈丙型肝炎〉注意输血、性行为安全

### 你能做的防治方法

**饮食** 务必戒酒。

**生活** 不做没必要的输血；注意性行为卫生；控制体重正常，避免脂肪肝。

**回诊** 每半年回诊追踪。

### 医生能为你做的事

抽血检查可知有无丙肝病毒抗体（Anti-HCV）、病毒核酸（HCV–RNA）。若两者都呈阳性，代表已感染丙肝病毒；若抗体呈阳性、病毒呈阴性，代表曾感染丙肝病毒但已痊愈；若两者都呈阴性，代表未曾感染丙肝病毒或已成功治疗。目前有**干扰素、雷巴威林**两种药物可用，但均有副作用，具体请咨询医生。

**症状原因**

由丙型肝炎病毒（HCV）引起，主要经血液、体液传染，进行血液透析者（输血、洗肾、洗血）、静脉注射毒瘾者、性行为不安全者是高危险人群。

约60%的患者会转变为**慢性丙型肝炎患者**，少数会发展成**猛爆性肝炎患者**。即使在急性发作时，仅少数人觉得食欲不振、疲倦、恶心、呕吐；慢性丙型肝炎患者症状亦不明显，但肝功能（GOT和GPT）检查数值都偏高，显示肝脏发炎。**即使拥有丙肝病毒抗体，也不表示从此免疫。**

## 20 〈甲型肝炎〉病从口入，请打疫苗

### 你能做的防治方法

**饮食** 避免外食和食用不洁生鲜；饮水要煮沸；准备个人餐具，分菜用公筷公匙。

**生活** 无抗体者欲前往东南亚、中国等盛行区，建议打疫苗。

**回诊** 完整疗程4～8周，仅少数人需延长。

### 医生能为你做的事

抽血检查肝功能（GOT和GPT）及有无甲肝M抗体、G抗体。若M抗体呈阳性且GOT和GPT数值高，代表正感染甲肝病毒；G抗体呈阳性，代表曾感染过甲肝病毒但已痊愈或已注射疫苗，不会再受感染；G抗体呈阴性，代表未曾感染甲肝病毒，最好注射疫苗。

**症状原因**

由甲型肝炎病毒（HAV）所引起，主要经粪—口途径传染。若甲型肝炎暴发，多数源自饮水或食物卫生问题。

少数人有恶心、食欲不振、疲倦、发烧、上腹疼痛，严重者会出现**黄疸**；感染者年龄越小，症状越轻。属于急性肝炎，发作期从数周到数月不等，仅0.1%会发展成猛爆性肝炎；甲肝不会演变成慢性，**痊愈后会得到抗体，从此对甲肝病毒免疫。**

# **21** 〈肝硬化〉肝纤维化，肝癌前奏

## 你能做的防治方法

**饮食** 低脂、低盐、低糖、多维生素；烹调**以蒸煮取代煎炸**；多吃新鲜蔬果，远离加工品和烟酒；初期患者不限高蛋白饮食，后期若肝昏迷，需**限制蛋白质**的摄取。

**生活** 不过劳、不熬夜；避免出入陌生场所，以防被传染肝炎；不滥用药物。

**回诊** 每3个月回诊一次。

## 医生能为你做的事

做触诊、腹部超声波检查；抽血检查白蛋白、球蛋白、胆红素、血小板等，以及肝功能检查（如GOT、GPT、甲型胎儿蛋白AFP），更有助于确认肝硬化程度。若有必要需做**穿刺**，取肝组织进行病理切片化验。

---

### 症状原因

肝硬化是指肝细胞受损坏死，纤维组织增加（像是伤口结痂），使肝脏变硬，功能渐失；它几乎都是由病毒性、酒精性和药物性肝炎演变而来，少数是遗传所致。在欧美，酒精性肝炎导致的肝硬化比较常见；在中国台湾，**多数是由乙肝、丙肝演变的。**

肝是沉默的器官，肝硬化初、中期症状都不明显，只觉胸闷、腹胀、恶心、呕吐、食欲不振、消化不良；到后期，肝门静脉压力上升，受堵血液迫使食管静脉、胃静脉曲张，体液会囤积在腹腔形成**"腹水"**，陆续出现水肿、脾脏肿大、牙龈出血、瘀青、黄疸、急速消瘦等；随着肝脏解毒功能的丧失，毒素随血液流遍全身却无法排除，可能引发肝昏迷，或并发腹膜炎、败血症，甚至休克、死亡，**也可能转变为肝癌。**

虽然，肝是唯一有再生能力的器官，但肝硬化几乎是**不可逆转的，除非换肝，**否则难以治愈。不过，通过治疗和生活调整，能有效控制病情，因此要积极看待。

---

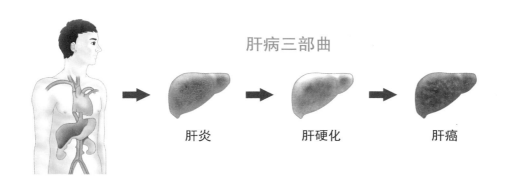

肝病三部曲

肝炎 → 肝硬化 → 肝癌

## 22 〈肝癌〉癌症冠、亚军

### 你能做的防治方法

**饮食** 低脂、丰富的维生素和矿物质；多吃抗癌食物，如**花椰菜、地瓜**。低脂饮食可减轻患者的恶心和腹胀症状；前期可多摄取优质蛋白质，但后期要控制适量。

**生活** 严禁酗酒，提防病毒性肝炎、加重脂肪肝（肝包油），否则可能发生肝细胞纤维化；避免感冒和传染病。

**回诊** 每3个月回诊一次。

### 医生能为你做的事

先做腹部超声波扫描，若发现异常，进一步做**电脑断层（CT）**或**核磁共振（MRI）**，以确定肿瘤位置。抽血检验肝功能（GOT、GPT）、甲型胎儿蛋白（AFP）作参考。若有必要需做穿刺，取肝组织进行病理切片化验。若肝癌未转移可开刀切除恶性肿瘤；若不宜开刀，考虑**肝动脉栓塞**让癌细胞坏死。

> **症状原因**
>
> 肝癌、肺癌一直在争夺中国台湾地区十大癌症死因的冠、亚军，80%的肝癌患者是由乙肝转变而来，10%~20%是由丙肝转变而来，期间都经历肝硬化，**肝炎、肝硬化、肝癌**是肝病患者死亡三部曲。其他如酒精、黄曲霉素、化学物质的毒害，也是导致肝癌的原因。
>
> 肝癌指肝细胞癌，当恶性肿瘤小于3厘米时几乎没有症状，到后期恶性肿瘤变大，可能摸得到肿块，疼痛感越来越强烈，需以药物控制。肿块若压迫肠胃，会难以进食；若往胆管生长，会出现黄疸；若在血管内往心脏生长，会造成心脏衰竭；恶性肿瘤若忽然破裂，会引发急性腹痛和腹腔出血，甚至休克而死亡。

### GOT、GPT、AFP、CEA？别被指数骗了

GOT（血清麸氨酸苯醋酸转氨酶）、GPT（血清麸氨酸丙酮转氨酶）、AFP（甲型胎儿蛋白）、CEA（癌胚抗原）等数据在肝脏检验中具特殊意义。但这些数据仅供参考，要想确诊医生必须根据多项检验才能判定。

〈肝功能检查GOT、GPT〉正常值分别是 0~34 μ/L 和 0~40 μ/L，这两种酶在其他器官中也有，只不过在肝脏内特别多；检验值偏高常代表肝细胞受损，**GPT数值显示有无感染肝炎，GOT数值显示发炎程度**；然而有时没感染肝炎，而是受其他器官影响，相应数值也会升高；但若两者都正常，也不表示肝脏就无异常。

〈AFP〉正常值应**小于20 ng/mL**。AFP是胎儿期血清中才有的蛋白，但成人时很多状况下它会升高，如怀孕、急性肝炎发作、肝硬化、肝癌、其他恶性肿瘤等，所以其数值不能作为判断肝癌的依据。

〈CEA〉正常值应**小于5 ng/mL**，高于参考值表示可能有恶性肿瘤。但这只是提醒要做进一步检查，因为吸烟者的CEA数值普遍较高，小于7ng/mL仍属正常值。

## 23 〈黄疸〉胆红素浓度过高

### 你能做的防治方法

**饮食** 低脂、高纤维、高蛋白，**肝昏迷者需**限制蛋白质的摄取。

**生活** 平时作息正常，卧床静养。

**回诊** 眼白、肤色变黄须立刻回诊。

### 医生能为你做的事

抽血检验GOT、GPT、总胆红素、直接型胆红素、碱性磷酸酶等，搭配腹部超声波、电脑断层或核磁共振检查。

症状原因

人体内红细胞死亡，血红素会被转化成胆红素，**经肝脏处理随胆汁进入十二指肠。胆红素正常值在0~1 mg/dL，达2~3 mg/dL便出现黄疸：**皮肤、黏膜、眼球巩膜变黄，伴随恶心、呕吐、腹胀、右肋痛、低烧（38.5℃内）、疲倦、皮肤瘙痒；严重者会有褐尿、灰便、肝昏迷，达20 mg/dL以上有生命危险。

成人黄疸分三类：**溶血性黄疸，**在红细胞被大量分解时出现，多因血液病或药物；**肝源性黄疸，**在无法处理胆红素时出现，多因肝功能障碍；**肝后性黄疸，**在无法排出胆红素时出现，多因胆道闭塞。新生儿的黄疸称生理性黄疸。

## 24 〈胆结石〉胆汁成分比例失衡

### 你能做的防治方法

**饮食** 三低饮食：低油脂、低胆固醇、低蛋白。吃饭时细嚼慢咽。

**生活** 控制体重，每天排便，养成吃早餐的习惯。

**回诊** 每年回诊1次。

### 医生能为你做的事

腹部超声波、腹部X光数码摄影、电脑断层检查都能确诊胆结石；若为**胆固醇结石**且体积较小，可考虑体外震波碎石术，否则多半会施行腹腔镜胆囊切除术。

症状原因

肝细胞制造的胆汁浓缩储存在胆囊，经胆管进入十二指肠，帮助脂肪乳化。胆汁含水分、胆盐、胆固醇、磷脂、脂肪酸、胆红素、碱性磷酸酶、矿物质，一旦各成分比例失衡易导致结石。胆结石依发生部位分为胆囊结石、胆总管结石、胆内结石，依成分分为胆固醇结石、胆色素结石、混合型结石。

**女性患者比男性多。**初期少有症状，陆续会出现上腹痛（有时合并背痛或右肩痛）、恶心、呕吐、胀气、发烧、黄疸，若做抽血检查可发现**白细胞数升至1万以上；**严重时无法排尿，甚至休克。

## 25 〈急性胆管炎〉胆汁积滞生菌化脓

### 你能做的防治方法

**饮食** 少吃动物性脂肪；戒除大吃大喝；多喝水；多吃富含维生素A的食物，如胡萝卜、番茄、玉米等，维持胆囊上皮细胞的健康。

**生活** 因为免疫力变差，要预防流感。患者需卧床休养，减少体力消耗。

**回诊** 若黄疸加重须立刻回诊。

### 医生能为你做的事

若触诊时叩击会疼痛，会安排腹部超声波、胆道造影、电脑断层检查等；必要时立刻施行**胆道引流减压手术**，并给抗生素进行治疗。

**症状原因**

急性胆管炎指胆管、胆汁急性发炎。通常是**胆总管结石造成胆汁阻塞，加上细菌滋生（大肠杆菌居多）**，胆管内压力骤增，甚至发生化脓性感染（急性重症胆管炎），若不迅速治疗会引发肝肿大、肝坏死、胆道出血和多重器官衰竭，这是胆症患者死亡的主因。

会出现上腹痛、黄疸、发烧、寒战等症状，若做抽血检查可发现肝功能异常及胆汁瘀积的情形，严重者会引发败血症、休克。

## 26 〈胆管癌〉会剧痛，多数是晚期

### 你能做的防治方法

**饮食** 低脂慢食，勿大吃大喝；多吃富含**维生素A、维生素C**的蔬果。

**生活** 养成良好的睡眠习惯，勿熬夜。

**回诊** 每2～3个月须回诊。

### 医生能为你做的事

抽血检验GOT、GPT、碱性磷酸酶、总胆红素、直接型胆红素等，参考癌症筛检CEA和CA19-9数值为超标；医生还会安排腹部超声波、内视镜逆行性胆道摄影、电脑断层扫描、核磁共振、胸腔X光等检查。治疗以手术将恶性肿瘤完全切除为目标，搭配放射疗法和化疗，若无法切除，至少需做**胆汁引流**，并控制疼痛。

**症状原因**

**胆管癌（胆道癌）**大多数属于腺癌，是来自胆道上皮细胞的病变，依恶性肿瘤生长部位分为肝门胆管癌、肝外胆管癌，容易向肝脏、淋巴和腹腔器官扩散。其症状有腹痛、黄疸、皮肤瘙痒、恶心、呕吐、胀气、食欲不振、体重减轻、发烧、尿色深黄，当感觉剧痛时往往已到晚期。许多患者**因急性胆管炎而被检**测出胆管癌。

## 27 〈急性胰脏炎〉胰液反流自我破坏

### 你能做的防治方法

**饮食** 务必戒酒；发作期严禁喝水，恢复期应选择高碳水化合物、低脂肪、低蛋白食物。

**生活** 积极接受胆结石治疗。

**回诊** 发作期间须住院，加护病房治疗。

### 医生能为你做的事

　　做空腹采血检查可发现血清淀粉酶（Amylase）和血清脂肪酶（Lipase）偏高；腹部超声波、腹部X线数码摄影、电脑断层扫描、核磁共振、内镜逆行性胰道造影等有助于诊断。医生会开止痛剂，并打点滴补充水分和养分，必要时开抗生素治疗。

> **症状原因**
>
> 　　胰脏的外分泌腺会分泌含有许多消化酶的**胰液**。当胆结石挡住胆总管出口时，也堵住了胰管，使胰液无法排出而反流，破坏胰脏组织引起急性发炎。若长期酗酒，酒精会使胰管阻塞；孕妇，高脂血症、高血钙症、胰脏癌、消化性溃疡、腹部外伤患者都是高危险人群。
>
> 　　症状有上腹部持续强烈疼痛，**有时会蔓延到背部**，并发烧、恶心、呕吐，严重时会出现**胰脏脓疡、腹水**，甚至导致急性肾衰竭、呼吸衰竭和休克。

## 28 〈胰脏癌〉带走乔布斯的沉默恶煞

### 你能做的防治方法

**饮食** 少肉少油，戒咖啡、茶等刺激性饮料。

**生活** 戒烟酒，少接触杀虫剂、除草剂等。

**回诊** 每2～3个月须回诊。

### 医生能为你做的事

　　做抽血检查可发现血清淀粉酶（Amylase）、碱性磷脂酶（ALK-P），参考癌症筛检CEA和CA19-9数值为超标；医生还会安排腹部超声波、腹部X线数码摄影、电脑断层扫描、核磁共振、内镜逆行性胰道造影来确诊；通过手术治疗将恶性肿瘤完全切除者为少数，多数只能做**症状缓解**。

> **症状原因**
>
> 　　胰脏在腹腔深处，是隐秘又沉默的器官。胰脏癌是指胰脏的**外分泌腺癌**，是高度恶性的癌症。**胰脏炎、糖尿病患者，长期吸烟、饮酒、爱吃肉和高脂肪食物**、接触化学物质者是高危险人群。
>
> 　　患癌初期几乎没有症状，之后会出现上腹疼痛，有时蔓延到背部；后期会出现恶心、呕吐、食欲不振、体重减轻、黄疸、皮肤瘙痒等。男性患者比女性多，年长患者比年轻患者多。

## 29 〈糖尿病〉提防失明、截肢、梗死

### 中国台湾有关部门建议：糖尿病患的健康标准

| 参考检测项目 | 控制数值 | 参考检测项目 | 控制数值 |
|---|---|---|---|
| 饭前血糖 | 120 mg/dL 以下 | 甘油三酯 | 150 mg/dL 以下 |
| 饭后血糖 | 140 mg/dL 以下 | 低密度脂蛋白胆固醇 | 100 mg/dL 以下 |
| 糖化血色素 | HbA1C 7% 以下 | 高密度脂蛋白胆固醇 | 男性40 mg/dL 以上，女性50 mg/dL 以上 |
| 血压（收缩压/舒张压） | 130/80 mmHg 以下 | 尿微量白蛋白 | 20 mg/L 以下 |
| 总胆固醇 | 200 mg/dL 以下 | 肌酸酐 | 2.0 mg/dL 以下 |

### 症状原因

一般当血液里葡萄糖含量增加时，**胰岛β细胞便释放出胰岛素至血液中，把葡萄糖转换成能量，同时调节血糖。**但肥胖、压力、熬夜、生病都会使血糖升高失控，症状包括：吃得多、喝得多、尿多、体重减少、疲劳、易饥饿、视力模糊、伤口难愈合等。糖尿病又分：**1型糖尿病**（属自体免疫性疾病，无法分泌足够胰岛素，需仰赖注射，多发生在儿童、青少年期）；**2型糖尿病**（90%以上属于本型，能分泌胰岛素，但无法有效运用，多发生在成人期）；**妊娠期糖尿病**（发生在孕期，产后即恢复）。

据统计，中国台湾地区糖尿病患者超过120万人，60%以上患者**未能将糖化血色素（HbA1C）控制在7以下，容易导致并发症的发生**，如视网膜剥离、下肢病变需截肢、高脂血症、脂肪肝、肾病变、尿毒症、中风、心肌梗死等。

### 你能做的防治方法

**饮食** 低油脂、低胆固醇，多食高纤维杂粮；戒酒；随身带颗糖果防血糖过低。

**生活** 按时量饭前、饭后血糖，按时服药。穿鞋袜运动，每周3次，每次30分钟；户外运动要结伴；冷天改为室内运动；血糖不稳定和生病时暂停运动；控制体重，BMI值维持在22～24。

**回诊** 每3个月检测糖化血色素、血糖。

### 医生能为你做的事

〈随机血糖检查〉血糖值在200 mg/dL以上，且有尿多、频喝水、体重减轻、疲劳、视力模糊等症状时，患糖尿病的概率极高，须择日再做空腹血糖测试、口服葡萄糖耐受试验。

〈空腹血糖测试〉空腹8小时血糖值在100～125 mg/dL，代表葡萄糖耐受不良，将来可能发展成2型糖尿病；择日再测，血糖值在126 mg/dL以上，代表有糖尿病。

# 30 〈脾脏肿大〉肝硬化是最大原因

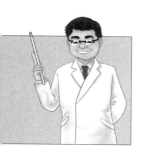

**症状原因**

脾脏肿大最常见于肝硬化，而肝癌、脾脏癌、淋巴癌、血癌、地中海贫血、血小板低下性紫斑、心脏衰竭、疟疾感染等，也会引发脾脏肿大。肝硬化会造成肝脏门静脉压力增大，脾里的血液难以顺利流往肝脏，以致血液积郁在脾脏中，并被迫往胃脏和食管输送，有时造成这两处的静脉曲张，甚至破裂出血，导致死亡。

脾脏也可能发生病变成肿瘤，但是非常少见，且1/3属于良性，2/3才是恶性。初期几乎没有症状，等脾脏肿大到压迫其他器官时才会发作，出现上腹疼痛、左胸痛或背痛、贫血、晕眩、疲劳、容易饥饿、呼吸困难等，有些会出现腹水、水肿、无力。脾脏肿大会**使过多红细胞、血小板遭到破坏**，引起贫血、牙龈出血、容易有瘀青的现象。极少数情况下，脾脏才可能肿大到破裂而引起内出血和休克，要紧急送医。

〈口服葡萄糖耐受试验〉空腹8小时测空腹血糖值，喝下含75克葡萄糖的糖水2小时后再测，血糖值在140～199 mg/dL，代表葡萄糖耐受不良；择日再测，2小时血糖值在200 mg/dL以上，代表有糖尿病。必要时医生会开口服降血糖药物、胰岛素注射。

## 你能做的防治方法

**饮食** 戒酒；**避免食用富含铜的食物**，如牡蛎、鱼虾、肝脏、菇蕈类、坚果类；多吃新鲜蔬果，少吃加工食品；不吃含亚硝酸盐、腌渍、发霉、烧烤类食物。

**生活** 不熬夜、不过劳；不滥服药；若做手术切除，要增强免疫力，防细菌感染，或咨询医生考虑接种某些疫苗。

**回诊** 每2～3个月须回诊。

## 医生能为你做的事

正常情况下，脾脏是摸不到的，**如果触诊能摸到，代表脾脏已经肿大**；腹部超声波检查、腹部X线数码摄影可帮助确认病情。若怀疑是由其他疾病所引起，需增加检验项目，如心肌衰竭引发脾脏肿大时，需增加心脏超声波、心电图检查。只有当疼痛已影响生活品质，或是因碰撞导致脾脏破裂时，医生才会考虑通过外科手术切除该器官。因为脾脏是人体内最大的淋巴器官，**切除后势必影响免疫功能**，生病的概率会增加。

# 吃太多！

## 每餐宜吃七分饱、500 ~ 800 千卡

〈你吃这么多吗？〉进食太快、什么菜都点的习惯，会造成每餐过量。事实上，**只要肚子感到饱就是吃太多的警告**。因为胃已经被撑大，胃酸都分泌过多了还是来不及消化。

〈吃太多会怎样？〉吃太多不但会**变胖**，而且会导致**急性胃痛**。像假期聚餐后，来我诊所报到的胃痛病患就增加10%左右，大多是因为吃太多，导致消化不良、胃胀、胃肠蠕动和消化功能发生障碍，加上胃里面塞满食糜，容易反流到食管，造成**反流性食管炎**。

# 吃太快！

## 每口应嚼 30 下，每餐慢食 30 分钟

〈你吃这么快吗？〉现代人不仅生活节奏快，用餐也快，吃饭就像吃战斗饭。大概40年前，我们小时候每人每餐咀嚼900 ~ 1100次、用时20 ~ 30分钟；现在，很多人每餐只咀嚼500 ~ 600次、用时5 ~ 10分钟。

〈吃太快会怎样？〉吃太快会让大脑和身体的饱足机制混乱，以为没有吃饱，一直继续吃，**最终因吃过多而变胖**，或来不及消化而**使食物堆积在消化道**，产生胀气、腐败坏菌和发炎。吃太快时因咀嚼不细，**食团太大、太粗**，会过度刺激口腔、咽喉、食管、贲门，损伤黏膜，使胃酸分泌失衡或反流，从而引起急性或慢性发炎。

〈慢慢吃〉建议大家用餐时，放松心情，**每口至少嚼30下，每餐用30分钟以上来享受**，让大脑接收到饱足和美食的感受。细嚼慢咽能促进唾液分泌，唾液不仅能帮助消化，分担胃肠的工作，而且有助于消解毒素，如亚硝酸类化合物、化学合成剂等致癌物质。

# 吃太精致！

## 太多加工、添加物，煮法复杂、口味太重、化工甜点

〈吃得太讲究？〉过度精致的饮食，在繁复的制作中，流失了很多营养（如白米，不仅去除了糙米的麸皮、胚芽，还失去了很多膳食纤维、维生素、矿物质），添加了太多化学添加物、防腐剂，烹调时又用了过度的刀工、煮法、调味等。

〈吃得太精致会怎样？〉精食缺乏膳食纤维、维生素等，会使肠功能变差，甚至萎缩，而添加物会使肝负荷过大，常见**黑色大便、便秘，身体出现早衰的状况。饮食精致者也是大肠癌、脂肪肝的高危险人群。**

〈一起吃粗食吧！〉营养学中强调："**食物越接近原始样貌，营养价值越高。**"多摄取天然高纤蔬果，并采用低油、低盐、低糖烹调，被证实是降低癌症和死亡率的保健之道，同时也最能让人享受到食材的自然风味。

# 吃太晚！

## 睡前 2 ～ 3 小时不宜再吃东西，低脂、高纤夜宵才考虑

〈晚餐当夜宵？〉不管是忙到没有吃晚餐，或是饭后又吃，凡是晚上8点后再进食就算是夜宵。

〈太晚吃会怎样？〉如果晚餐拖太晚吃，与午餐隔太长，肚里只剩胃黏膜、十二指肠黏膜面对胃酸、胃蛋白酶的自我作用，会容易发生**溃疡**。再者，吃夜宵后就睡觉，隔天会觉得更累，**肝也会受损**。因为睡觉时，器官都在休息，食物留在胃肠里会变酸、发酵，产生毒素，成为慢性病的病因。

〈吃夜宵才睡得着？〉晚餐尽量早点吃，和午餐间隔4～6小时，不要隔太久。若真需要吃夜宵，建议选适量的**高纤谷物＋蔬菜、果干**，如低糖的八宝粥、绿豆汤、红豆汤、全麦面包、蔬菜棒、高纤麦片（1份40克约含膳食纤维1.0克以上）等。速食面的调味不宜太咸、太辣，不妨**加点蔬菜和鸡蛋**，增加营养。

〈感觉一下〉建议标准进食量，**感到七分饱就好**，每餐热量控制在500～800千卡，应含六大类食材，各适量；但减重、代谢综合征、糖尿病、限钠饮食等特殊状况者，应遵照医嘱调整热量和食物。

# 吃少、动少、排少！

## 吃对多动、多菜少肉，才能维持基础代谢率和能量

〈少吃、不吃就没问题？〉有人说控制体重要少吃多动，但我呼吁吃对多动，这样才能正常代谢。过度节食、只着重低卡，会降低基础代谢率和减弱身体机能；万一吃的都是空能量食物，无法补充六大营养素，**细胞长期处于饥饿状态**，只要有一点食物进入体内，就会疯狂囤积，连喝水也可能会导致水肿虚胖，但实际得不到真正好的能量。

〈粪便的意义！〉有排泄物，才代表体内的**老废物质和毒素有地方可出**。曾有患者连续1周节食，排便量越来越少、粪便又细又黑，结果小腹变成啤酒肚。因为吃得少，小肠不需花太多力气去消化，蠕动力变弱，消化系统衰退，废物就越容易卡肠。建议大家每天饮食要足量且多元，多吃高纤蔬果，这样就能让肠道蠕动、吸收、排泄顺畅，也不需担心热量问题。

# 吃太单一！

## 太执着瘦身、听信偏方、追赶流行、挑食者请注意

〈减重迷思？〉吃单一食物多发生在想减肥的人身上，坊间曾流传的"**吃肉不吃饭蛋白质瘦身法**"，会使肾脏负担过大而致病，体内的脂肪因缺少碳水化合物帮助燃烧，结果越吃越胖。有位妙龄病患，为了减肥，连吃了5天**苹果餐**，导致胃溃疡。"单一食物减重法"初期瘦的是骨骼肌肝糖，接着是骨骼肌蛋白质，两者都是瘦肉组织，并非脂肪，其实该瘦身法既伤身又容易复胖。

〈流行小吃？〉也有人独爱美食**炸鸡排＋冰珍珠奶茶**，造成油脂卡肠，肠绒毛作用衰退，使小腹凸出变大腹；大肠壁卡油增厚，排便越来越细、越来越困难。

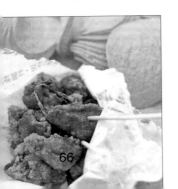

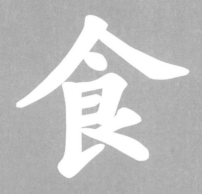

# 食

## PART 4

【这么有效！】

# 吃进肚子里的癌毒，
# 这样才能被排出去

- ➤ 粗食 —— 防癌抗病最直接
- ➤ 蔬食 —— 减重排毒大救星
- ➤ 生食 —— 蔬果养分最完整
- ➤ 对症 —— 保健疗病不会错

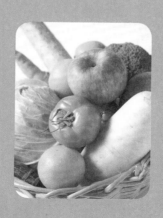

# 防癌抗病最直接

## 粗食——

古人常说"病从口入，祸从口出"，作为医生的我自然会常说"病从口入"。随着生活水平提高、饮食习惯改变，我们吃下太多精致化的加工食品，摄取过量的肉类、海鲜，加上大火快炒或油炸等错误的烹调方式，体内脂肪、蛋白质、自由基囤积太多，又因为运动量减少、代谢速度变慢，久而久之，身体自然出现病变。

### 百病都因为吃得太精致，吃得越粗对身体越好

过去，我在学生时代学习的疾病诊治，大都针对发生在中老年人身上的病患，如高血压、糖尿病等，但现在这些疾病竟成为青年人的"常态"，甚至得病的年龄层还下降至学龄儿童，真的非常可怕！虽然这类病症多属于慢性病，又被称为"文明病"，并没有立即性的危险，但也因为如此，很容易被大家忽视。而时间一久，很可能就会导致其他病症的发生，**包括血管硬化、胃溃疡、肾脏病、大肠癌**等。这些重大疾病不会无来由地找上你，归咎原因，就在于：你吃了什么？怎么吃的？

事实上，想要拥有健康，最简单的方法就是从日常饮食做起，因为既然有那么多病都是"吃出来的"，那么，根本的解决之道，当然就是要改变饮食方式。每当有病人忧心忡忡地问我，除了就医吃药之外，还应该怎么改善已经出现的症状？我总回答："**最好自己下厨，在家吃饭，而且一定要多吃粗食和蔬果。**"

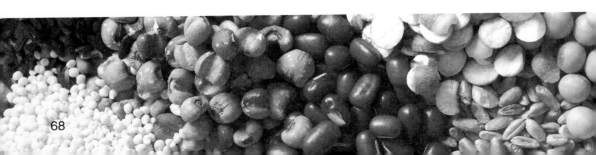

## 四类丰富食材，都是粗食来源

提到粗食，很多人可能会直觉认为那是不好吃的东西。但我积极鼓励大家对粗食有新的看法——所谓的粗食，其实是指**保留最原始营养成分**的谷物类、豆类、坚果类、根茎花果类，并且，在烹调过程中尽量用不加工、无添加物的新鲜食材。针对这些食物特点，介绍如下：

〈谷物类〉主要指未精致化，仍完整保有麸皮、胚芽和胚乳的全谷物，如糙米、大麦、小麦、荞麦、小米、燕麦、薏仁及紫米等。我强烈建议有"三高"（高血糖、高血压、高血脂）问题的患者，应该把平常吃的白米饭换成这类谷物，不仅**有助于血糖稳定**，而且**里面富含的高纤维还能促进代谢**。

〈豆类〉包含豆科植物的种子和荚果，如扁豆、蚕豆、红豆、绿豆、黑豆、花豆、毛豆等。由于每种豆子的颜色、营养、特性互异，所以应以**"每天摄取多种、每种适量"**为原则。在吃法上，豆类不但可以用来做菜，也可和谷物同煮、当作主食，或是做成甜汤、点心或零食，都很美味。

〈坚果类〉指可食用的果仁和种子，如栗子、花生、核桃、杏仁、菱角和芝麻等。这类食物拥有很高的营养价值，但热量也相对高，食用时应限量摄取，也建议尽量选购没有调味加工的原始坚果。食用时，**可以将坚果加在主食和菜肴中，也可以掺入无糖豆浆、新鲜果汁或鲜奶中打匀饮用。**

〈根茎花果类〉主要就是青菜、蔬果。根茎类粗食有地瓜、芋头、山药、马铃薯等，花果类有番茄、百合、银杏、桂圆、红枣等。这类粗食除了富含膳食纤维，也富含大量维生素、矿物质，所以，**烹调时最好采用清蒸、清烫、水焯的方法**，这样才能保持最佳的营养价值。像炸薯条、拔丝地瓜、蔬菜天妇罗之类的食物，油脂、糖的含量均太高，会对身体产生负担，最好改用清爽做法再食用。

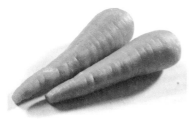
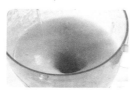
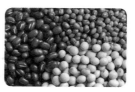
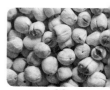

# 掌握粗食六大特性与益处

〈特性1〉含有丰富的膳食纤维

粗食的主要特性就是高纤，即富含膳食纤维的意思，**而这些纤维人体只能从饮食中获得。**膳食纤维又可分**水溶性**与**非水溶性**两大类。一般来说，五谷杂粮中的谷物类和豆类，含有丰富的非水溶性纤维及水溶性纤维；根茎类和未去除的麸皮，含有较多的非水溶性纤维；至于蔬菜、水果、海菜、魔芋等，则以水溶性纤维居多。

由于膳食纤维几乎不具营养价值，既**不会被消化酵素分解，也不会被小肠吸收，所以不会导致肥胖**。但它在体内具有相当重要的生理作用，尤其是非水溶性纤维，不但能增进肠胃蠕动，促进排便，增加粪便体积，而且能影响消化道酸碱值、缩短毒素停留在消化系统的时间，所以，非常有助于排毒、防癌、维持肠道健康。

〈特性2〉含有大量维生素

因为外食者比例高，所以从小就要提防饮食失衡的问题。外食者普遍缺乏维生素，其中，又**最欠缺维生素 $B_1$ 和 $B_2$**，这正是饮食过度精致的后遗症。而粗食正具备大量维生素的特性，尤其富含 B 族维生素，对保护人体机能和健康有很大帮助。

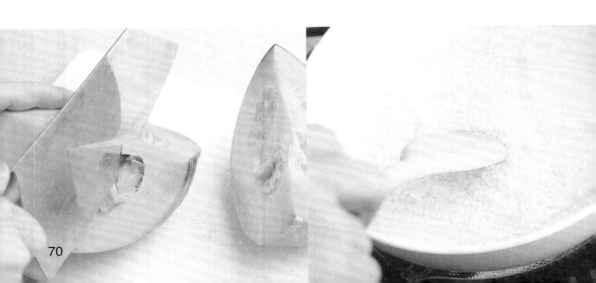

上班族常见的代谢力欠佳、下肢水肿、消化不良、口臭、便秘，以及手脚末梢麻痹等症状，都和维生素$B_1$的缺乏有关；而当维生素$B_2$摄取不足时，则会引起口角或口腔发炎、脂漏性皮肤炎、阴部瘙痒、疲倦等。如果能以粗食取代精食，**在三餐之中有两餐主食改吃全谷物**，如小麦片、玉米和紫米，再搭配补充豆类以及足量蔬果，那么，上述症状便能得到缓解，并能减轻肝胆乳化脂肪、解毒的压力。

〈特性3〉富含植物性蛋白

精食往往以烹制繁复、食材珍稀、高蛋白质、刀工细致……为标准，但近年来随着人们的健康意识提高，讲究原味、自然的天然美食反倒更受青睐。**"高纤低脂、低油低盐、营养均衡"**才是养生准则。

而粗食的特性之一，就是减少鱼、肉、奶、蛋等动物性蛋白质，而**多以植物性蛋白质取而代之**。例如全谷物和豆类，可满足身体对蛋白质和必需氨基酸的需求；而大豆蛋白更富含卵磷脂，可增加高密度脂蛋白胆固醇（HDL，好的胆固醇），并减少低密度脂蛋白胆固醇（LDL，坏的胆固醇），避免心血管疾病。所以，五谷杂粮可说是成人健康食谱中的重要角色。

我建议成人依体重**每千克每日摄取1克蛋白质**，如65千克的成年男性，一天需要摄取65克蛋白质，至于怀孕和哺乳中的妇女，还需酌量增加。但30岁之后，植物性蛋白质的摄取量，最好占总蛋白质摄取量的65%，另外35%则由动物性蛋白质来补充。

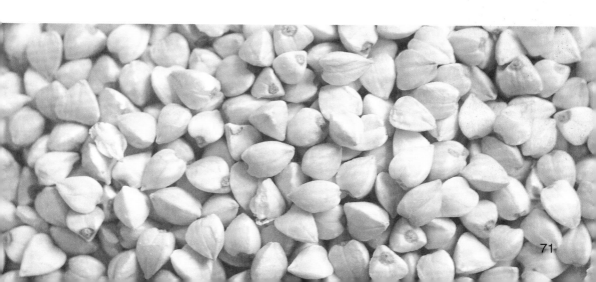

〈特性4〉少油、盐、糖，热量低

根据最新统计数据，中国台湾地区肥胖人口数量高居亚洲之冠，而在各年龄层里，又以中年人情况最为严重。究其原因，主要还是因为外食机会过多以及运动量太少。由于工作繁忙，许多家庭不开伙，而三餐大量外食的结果，就是普遍摄取过多油脂、蛋白质、糖分热量。例如一个炸排骨便当的热量约880千卡，而从事低活动量的30岁女性每天所需热量不过1450千卡，所以，光是一餐吃下这个便当，其热量就已超过一日所需的半数以上。

粗食不仅高纤，而且少油、盐、糖，充分具备低卡路里的特性。例如，一碗白米饭的热量约280千卡，糙米饭的热量为250～270千卡，而十谷米因配比复杂不易计算，但其整体热量比糙米更低；同时，糙米和十谷米所提供的饱足感，更远胜于精致白米，能让人在不知不觉中减少热量的摄取，所以，粗食堪称是控制体重的最佳饮食之道。另外需重点注意的是，**烹调时千万不要过度调味，否则，就前功尽弃了。**

〈特性5〉拒绝人工添加物

在我们日常所吃的食物当中，基于卖相、香气、有滋味等考虑，所以即便许多东西对健康无益，也成为制造者口中所谓的"非用不可"和"必要之物"，例如，用亚硝酸盐来抑制肉毒杆菌，用色素来增艳，用没有鸡的鸡粉来提鲜。食品加工

## 常见食物 GI 值分类表

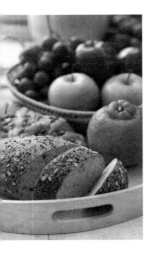

| GI 值等级 | 谷物面食类 | 豆类 |
|---|---|---|
| 低GI<br>（指数 0～55） | 大麦、薏仁、燕麦、糙米、荞麦等 | 水煮花生、毛豆、豌豆、红豆、绿豆、黄豆、黑豆、菜豆、扁豆、四季豆、白凤豆、皇帝豆等 |
| 中GI<br>（指数 56～69） | 即食燕麦、传统面线、米粉、乌冬面等 | 纳豆 |
| 高GI<br>（指数 70 以上） | 白米饭、胚芽米饭、白糯米饭、米浆、马铃薯泥、馒头、白面包、松饼、甜甜圈等 | 蚕豆 |

中的人工添加物不胜枚举，最常见的就有鲜味剂、食用色素、增白剂、人工甘味剂、乳化剂、膨松剂、防腐剂、麦芽糊精等。

而粗食讲究的是天然、无添加，如自然蔬食、全谷全麦类，所以能大大降低对身体的负担。必须特别注意的是，**许多素食食材**往往需经由大量加工才能被制作出来，完全不符合粗食的标准，千万不要被混淆。

### 〈特性6〉有助于低GI饮食

GI即升糖指数，是指进食后体内的血糖升高指数。普遍来说，越容易被消化、吸收的食物，GI值就越大。但GI值大，为什么不好呢？由于**血糖上升会导致胰岛素分泌量剧增**，而大量胰岛素分泌，又会促使体脂肪形成，并造成饥饿感的再度发生，致使食量增加、血脂肪浓度偏高。**低GI饮食又被称为"低胰岛素减重法"**，是被现代营养医学界肯定推广的观念。

粗食讲究不加工，以天然五谷杂粮为例，由于其中含有较多的膳食纤维，可延缓食物消化、延长食物在消化道停留的时间，所以GI值也会比较低。反之，如果经常食用精制、高度加工的西点面包，因为里面含有大量糖分，GI值也一定会偏高，如全谷面包的GI值（44）不到法国面包（94）的一半。因此，在选购食材时，应挑选加工次数越少、纤维素越多、口感越扎实的食材，GI值越低，对消化腺分泌平衡越好。

| | 坚果／干果类 | 根茎花果类 |
|---|---|---|
| | 腰果、杏仁、芝麻等 | 根茎蔬菜：<br>水煮地瓜、芋头、胡萝卜、甜玉米、冬瓜、苦瓜、小黄瓜、白萝卜、番茄、花椰菜、空心菜、芥兰、菠菜等<br>水果：<br>香蕉、柳橙、苹果、奇异果、葡萄柚等 |
| | 葡萄干 | 木瓜、凤梨、香瓜、哈密瓜、酪梨等 |
| | | 水煮马铃薯、南瓜、西瓜等 |

| 消化道<br>保健8要素 | 保健特性 | 富含食材 |
|---|---|---|
| 糖类 | ● 糖类泛指碳水化合物，它能稳定供应身体细胞所需的能量；<br>● 必须适量摄取，摄取过多会转化成脂肪，摄取过少会妨碍代谢 | 玉米、蚕豆、栗子、莲子、马铃薯、山药、芋头、地瓜、百合 |
| 不饱和脂肪酸 | ● 单元不饱和脂肪酸可降低坏胆固醇、增加好胆固醇<br>● 身体可自行合成，主要从食物中获取 | 葵花子、坚果、黑芝麻 |
| 植物性蛋白质 | ● 植物性蛋白质优良且环保，足以协助细胞组织修复、构成抗体；<br>● 饱和脂肪酸含量很少，又不含胆固醇，较不会对肾脏造成负担 | 黄豆、紫米、扁豆、蚕豆 |
| 膳食纤维 | ● 膳食纤维不能提供热量，却形同肠胃的"清道夫"，有助于排便；<br>● 可帮助好菌增生，提升免疫力 | 小麦、燕麦、薏仁 |
| B 族维生素 | ● B 族维生素主要可促进人体代谢碳水化合物、脂肪、蛋白质，制造红细胞；<br>● 有助于神经与肌肉的运作 | 糙米、黄豆、菠菜 |
| 维生素 E | ● 维生素 E 能维持生殖器官正常；<br>● 是自由基清除剂，可作为抗氧化剂稳定不饱和脂肪酸，具有抗衰老的作用 | 核桃、葵花子、杏仁、胚芽米 |
| 多量矿物质<br>&<br>微量元素 | ● 多量矿物质和微量元素之于人体虽不算多，但平衡很重要；<br>● 多量矿物质包括钙、磷、镁、钠、钾、氯，微量元素则包括铁、碘、锌、铜、钴等 | 黄豆（钙），<br>菠菜（铁），<br>糙米（磷），<br>五谷类（钾、钠、氯） |
| 植化素 | ● 它是植物中的化学物质，与其进化、免疫、繁殖息息相关；<br>● 植化素类别甚多，适当摄取可发挥抗氧化、预防癌症的效果 | 番茄（茄红素）、玉米（玉米黄素）、小米（胡萝卜素）、大豆（大豆异黄酮）、黑豆（花青素） |

# 消化道保健 8 要素

| 可预防之<br>消化道疾病 | 可预防之<br>其他疾病 | 每日摄取量 |
|---|---|---|
| ①预防胀气；<br>②多糖体如菇菌类可抑癌 | ①预防酸中毒；<br>②预防蛋白质代谢<br>　不正常；<br>③帮助神经细胞功能 | 从糖类获取的热量，应占每日总摄取热量的<br>58% ～ 68%<br>（男性 1200 ～ 1400 千卡，<br>　女性 1000 ～ 1200 千卡） |
| ①预防便秘；<br>②预防胃溃疡 | ①预防阿尔茨海默病；<br>②降低胆固醇含量；<br>③预防心脑血管病 | 成人每日应摄取约 1 汤匙坚果 |
| ①预防肠阻塞；<br>②预防痢疾；<br>③预防大肠癌 | ①预防糖尿病；<br>②预防动脉血管硬化；<br>③降低胆固醇含量 | 成人依体重每千克每日应摄取 1 克蛋白质。<br>如体重 60 千克，则每日应摄取 60 克蛋白质 |
| ①预防便秘；<br>②预防憩室炎；<br>③预防大肠癌 | ①防止血糖急剧上升；<br>②降低血胆固醇含量 | 成人每日宜摄取 25 ～ 35 克 |
| ①预防腹泻、便秘；<br>②预防肝脏病；<br>③降低血脂肪 | ①预防忧郁症；<br>②预防冠心病；<br>③减轻关节炎 | 成人每日宜摄取 13 ～ 15 毫克 |
| ①预防水肿；<br>②预防膀胱纤维症 | ①预防老人斑沉积；<br>②降低心脏疾病的<br>　发生率；<br>③降低冠状动脉疾<br>　病的发生率 | 成人每日宜摄取 25 ～ 30 毫克 |
| ①分泌消化液，<br>　促进肠胃蠕动；<br>②预防消化不良 | ①预防三高；<br>②强化骨骼；<br>③调节血液酸碱 | 针对各类矿物质，成人每日宜摄取总量为<br>1628.5 毫克 |
| ①修补胃肠道黏膜；<br>②预防食管癌；<br>③预防直肠癌 | ①预防视网膜病变；<br>②对抗致癌物；<br>③改善更年期不适；<br>④对抗乳腺癌、前列腺癌 | 各蔬果的植化素摄取量不同；<br>建议依照"每日蔬果 579"原则，增加有色<br>蔬果摄取量，以获得充足的植化素 |

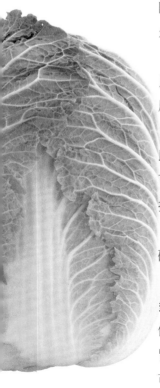

## 蔬食——减重排毒大救星

### 新鲜蔬菜，就是天然排毒好帮手

我们每天体内代谢后的废物、食用烹调不当所产生的食物毒素、加工食品当中的化学添加物、吃太多而过剩的油脂和蛋白质等，都会导致疾病的发生（**参见"消化系统最易积聚的坏菌＆有毒物质"对照表**）。要想帮助身体排毒、培养好菌，最简单的就是从健康饮食做起。在各种食物种类当中，新鲜叶菜类、根茎果类、菇菌类、五谷杂粮等富含具排毒功效的五大营养素，包括胡萝卜素、B族维生素、各种矿物质等，有助于细胞修护以及各种生理机能的调节。

### 五大营养素，有助于排除体内各种毒素

〈胡萝卜素〉它是脂溶性维生素，是强力抗氧化剂，有助于消除过多的氧化自由基，可预防心血管疾病、糖尿病、白内障、阿尔茨海默病等老化病症。

〈B族维生素〉它参与运作体内的各项新陈代谢，包括呼吸作用、糖类代谢合成等。它属于水溶性维生素，容易随尿液排出，所以**需要每天补充**。

〈维生素C〉它是一种抗坏血酸，属于水溶性维生素，除能辅助胶原蛋白质合成、加速伤口愈合，还具备良好的抗氧化作用，可抑制致癌物质**亚硝胺**的形成，促进脂肪及胆固醇代谢，并能保护肝脏、帮助解毒。

〈矿物质〉人体所需的矿物质包括钙、磷、钾、钠、锌、铁、碘等20多种，其主要功能在于构造细胞组织，调节生理机能。

〈膳食纤维〉膳食纤维主要是不能被人体消化道酶分解的**多糖类**及**木植素**，一般分为水溶性及非水溶性两大类，既具吸水作用，能增加肠道及胃中的食物体积、增加饱足感，又能促进肠胃蠕动，缓解便秘，同时还能吸附肠道中的有害物质一并排出，可说是"肠道清道夫"。

## 消化系统最易积聚的坏菌＆有毒物质

| 器官或组织 | 易积聚的坏菌＆有毒物质 | 毒素简介说明 |
|---|---|---|
| 胃 | 幽门螺旋杆菌 | ● 中国台湾地区幽门螺旋杆菌感染率达 50%，多是因食用带菌食物而感染，例如不新鲜的生食；<br>● 它会分泌一种酵素，保护自己不被胃酸杀死而在强酸中存活，最喜欢存积在幽门，并破坏胃黏膜的表皮细胞，造成胃炎，也是造成胃溃疡、胃癌的帮凶 |
| 胃 | 亚硝酸盐 | ● 常用于熏制肉类，因为它可使肉类看起来较鲜红；<br>● 经肠胃内细菌还原成亚硝酸盐，会与其他肉类再形成硝酸胺、亚硝胺。而动物实验已证实亚硝胺为致癌物质，可能引发胃细胞癌变 |
| 胃 | 三苯四丙吡 | ● 三苯四丙吡为致癌物质，在烧烤类食物中含量最多，一只烤鸡腿含有相当于 60 根烟的毒性，烤焦部分中含量更高；<br>● 若在胃里慢慢累积，容易致癌 |
| 肠 | 宿便 | ● 摄取太多不健康的油脂及动物类食品，是造成宿便的主因，但即使没有便秘，正常排便后也不代表完全排干净；<br>● 粪便本来就是身体不需要的废物，大量累积就会造成病变，甚至导致大肠癌 |
| 肠 | 大肠杆菌 | ● 种类很多，大部分是非致病性的，但也可能引起溶血性尿毒综合征；<br>● 尤其当食品被细菌感染后，就常常会发生大规模的感染疫情，牛肉是较为常见的主要感染源 |
| 肠 | 糖精 | ● 市售糖精的原料是邻苯甲酰磺酰亚胺的钠盐，简称糖精钠，对人体无益；<br>● 若食用过多，还会影响肠胃消化酶的正常分泌，降低小肠的吸收能力，甚至可能会导致膀胱癌 |
| 肝 | 防腐剂 | ● 制作泡面过程中需要先把面油炸再烘干，而炸面条的油中往往添加了俗称防腐剂的 BHT（防止食物酸化的安定剂）；<br>● BHT 本身即是一种致癌物质，会引起肝肿大、染色体异常，并降低生育率 |
| 肝 | 黄曲霉素 | ● 除了用发霉豆类做的酱油、发霉的花生、花生酱中会含有黄曲霉素之外，动物内脏、乳制品中也有，建议少吃；<br>● 若长期食用，可能会造成肝脏损伤，影响代谢，尤其会导致肝癌 |
| 肝 | 苯甲酸钠 | ● 常用于碳酸饮料、腌渍食品与酱汁中，主要用来抑制霉菌生长；<br>● 若积聚过多，可能会破坏 DNA，造成与酒精性肝损害相同的问题，同时，也与帕金森氏症等神经疾病有关 |
| 血液 | 水毒 | ● 水分虽是必需品，但在体内囤积过多，就会变成一种毒，所以平日要喝足量水，但也要规律运动代谢它；<br>● 过度饮水加上缺乏运动、肠胃代谢慢，可能会引起水肿、下半身肥胖、虚胖等 |
| 血液 | 脂肪 | ● 人体血清中所含的脂肪，主要是指胆固醇、甘油三酯、磷脂质、游离脂肪酸，其功能是维持各组织细胞的正常运作。一旦胆固醇、甘油三酯增加，血清浓度太高，它们便会堆积在血管内壁上，造成动脉粥样硬化，使血管内腔狭窄、弹性及张力减小、血液循环供应不足，甚至造成血管阻塞，引发各种心脏血管疾病、脑血管病变；<br>● 日常饮食因素如每日脂肪摄取超过总热量的 40%、饱和脂肪酸摄取超过总热量的 10%、胆固醇摄取超过 300 毫克，或是饮酒过量，都容易导致高血脂的发生 |

# 认识蔬食六大特性与益处

### 〈特性1〉低胆固醇

人体血清中所含的脂肪，主要是指胆固醇、甘油三酯（又称中性脂肪）、磷脂质以及游离脂肪酸。而胆固醇又分总胆固醇、高密度脂蛋白胆固醇HDL（好的胆固醇），以及低密度脂蛋白胆固醇LDL（坏的胆固醇）。**好的胆固醇有防止血管硬化的作用，坏的胆固醇则容易积聚在血管壁，导致血管硬化。**

正常时，总胆固醇应小于200mg/dL，HDL男性应大于40mg/dL、女性应大于50mg/dL，LDL应小于130mg/dL，甘油三酯（中性脂肪）应小于200mg/dL。若总胆固醇大于240mg/dL，HDL小于35mg/dL，LDL大于160mg/dL，甘油三酯大于400mg/dL，即患有所谓的高脂血症。

在各类食物当中，牛、羊、海鲜、蛋黄、内脏等含有高胆固醇，容易造成体内坏的胆固醇的产生，不宜摄食过量。而**蔬菜中的胆固醇含量不但低，尤其是瓜果类，其中的胆固醇含量是零，而且皆为植物性胆固醇，即植物固醇，它能帮助肠道抑制胆固醇的吸收**，进而达到减少坏的胆固醇，增加好的胆固醇的功效。常有病患问我：电视上说"吃燕麦就可以降低胆固醇"，是真的吗？国内外都有研究证实，燕麦确实可以降低胆固醇含量。而实际上，只要含有 β-葡聚糖成分，特别是水溶性纤维，它们大多存在于大麦及燕麦中，适量摄取就有降低胆固醇含量的功效。

### 〈特性2〉低脂肪

脂肪是重要的食物营养素，主要来自动物脂肪组织（如猪油），亦有采用天然原料提炼而成的（如橄榄油），或是天然食用脂肪进行化学处理后的产品（如人造

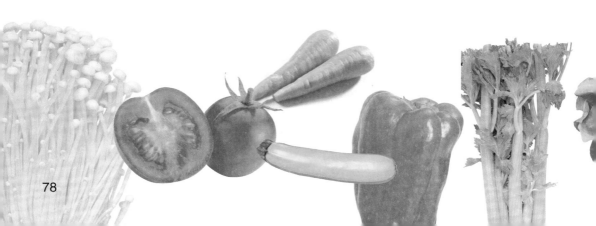

奶油）等。对于人体来说，**脂肪除了负责供给能量，也是增强食物口感的重要元素。但若脂肪摄取过量，容易导致体脂肪率过高、脂肪细胞体积扩增等肥胖现象，成为引发各种慢性病的导火线。**

在六大食物类别当中，**蔬菜的脂肪含量超低，并富含纤维素及各种维生素，能促进消化，**对于经常吃大鱼大肉的现代人来说，蔬菜当然是常保健康的必备食物。

但特别要注意的是，叶菜类虽然低脂，但吸油率极高，例如菠菜，因此炒菜要尽量少放油，最好以水炒为佳；而根茎类的蔬果，因为其营养成分为脂溶性，相对地这类蔬果吸油率低，适合过油、油炒，例如胡萝卜、番茄及青椒等。

〈特性3〉低钠

**钠是人体不可或缺的一种矿物元素，**它能保持体内正常的渗透压，对于酸碱度、神经及肌肉活动、心跳规律等，都有重要影响。此外，汗水与泪水之所以带有咸味，也都与钠有关。人体一旦缺乏钠，就容易产生疲劳、虚弱、倦怠等现象；反之，**若摄取过多，则易导致高血压、肾脏癌等病症。**

一般来说，我们可从自然食物、加工食品、调味品或某些药物中获得钠，但最主要来源还是食盐，因为1克食盐当中即含有400毫克钠，所以，无论是外食或自行下厨烹煮食物时，都应多加斟酌，不要偏好过咸的口味。在自然食物中，动物内脏（如肝脏、猪心、猪脑）、有壳类海鲜（如螃蟹、鲜虾、牡蛎）以及瘦肉等，钠含量偏高；至于**蔬菜、谷物、水果等，则钠含量普遍较低，有益健康。**

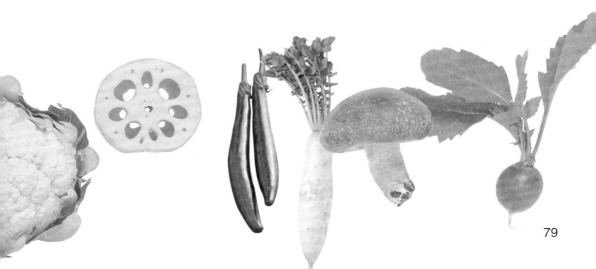

〈特性4〉低糖

　　糖是产生热量的营养素，对于人体的主要功能即在于供给热能，并有助于合成维生素、构成身体组织等作用的进行。大致来说，**一个成人平均每天每千克体重约需要6克糖。如果糖摄取过量，不但会转换成脂肪囤积，造成肥胖现象，而且也易导致高血糖、糖尿病等病症的发生。**

　　糖的来源，主要有葡萄糖（人体中的单糖）、果糖（存在于水果及蜂蜜中）、乳糖（存在于奶类中）、麦芽糖（经酵母菌作用后产生）、砂糖（萃取自甘蔗、甜菜等）。在一般饮食当中，淀粉类食物的含糖量最高，例如面饭类、五谷根茎类等。而**大部分的蔬菜，尤其是叶菜类，几乎不含糖分，是完美的低糖食物。**尤其可以多吃高纤维低糖蔬菜，如竹笋、韭菜、冬瓜、芥兰、白菜、黄瓜、卷心菜、菠菜等。

〈特性5〉低嘌呤

　　嘌呤是体内遗传物质上的一种含氮物质，可由身体自行合成，或从富含嘌呤的食物中获得。嘌呤经过一系列代谢后成尿酸，再由肾脏排出体外。而当男性每100毫升血液中的尿酸值在7毫克以上、女性在6毫克以上时，便患有**高尿酸血症，容易造成血液中所含尿酸结晶逐渐沉积在关节部位，最终导致痛风性关节炎的发生。**

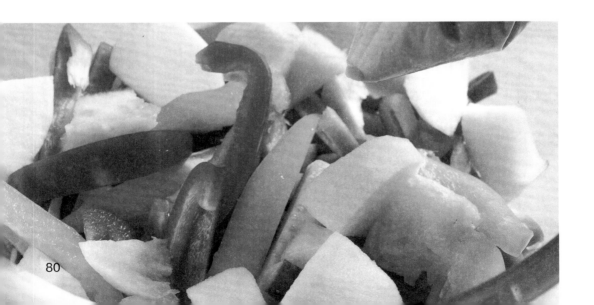

一般人认为高嘌呤的食物大多是鱼肉类或海鲜类,但事实上,马铃薯、糯米、坚果类、菇菌类也含有嘌呤。我常劝跟我一样饱受痛风性关节炎之苦的朋友们,除了减少摄取上述食物,还必须忌喝高汤、不喝啤酒,要多喝水。此外,**菠菜、空心菜、芥菜、冬瓜、小黄瓜、胡瓜、南瓜、山药、莲藕等蔬菜,都属于低嘌呤的食物,有助于尿酸溶解于尿液并排出体外**,宜多摄取。

〈特性6〉偏碱性

正常血液pH为7.35～7.45,呈微碱性,为了身体健康,多吃碱性食物是有帮助的。一般食物的酸碱性主要是由矿物质的成分和含量决定的,碱性食物含较多钾、钙、镁等元素,而**绿叶蔬菜、海藻类、水果都是保障身体健康的碱性食物**,如海带、番茄、油菜、甘蓝、青椒、小黄瓜、葡萄、凤梨等,都是碱性的蔬果。所有豆类中,大豆是碱性最强的,所以它是治疗过度酸性体质极佳的选择。但淀粉类和谷类,尤其是经过精制的淀粉类(如白米、白面包、白面条、白馒头、饼干等)就属酸性食物。

之所以会呈现**酸性体质**,其实就是大量摄入高脂肪、高蛋白、高热量食物的**结果**,所以,平时应少吃这些食物。若实在无法忌口,那么,吃的时候不妨把它们和碱性食物一起搭配,如炖肉时放入海带同煮,烧牛肉时加些萝卜等等,都是有助于均衡饮食的做法。

### 植物类食物所具有的生物效应

| 生物效应 | 植物类食物 |
| --- | --- |
| 提升免疫功能 | 菌菇类、薏仁、白凤豆、玉米、小米、南瓜、大白菜、萝卜、韭菜 |
| 诱导癌细胞良性分化功能 | 胡萝卜、大豆、大蒜、番茄 |
| 抑制癌血管新生功能 | 大蒜、大豆 |
| 促进癌细胞凋亡功能 | 葡萄、番茄、大蒜、大豆 |
| 抗氧化(自由基)功能 | 大蒜、葡萄、番茄素、深绿和黄色蔬果、坚果、小麦胚芽、大豆 |
| 抑制癌细胞信号传递功能 | 大蒜、大豆、菠菜、花椰菜、马铃薯、豌豆、番茄、香蕉、香瓜 |
| 含植物性雌激素 | 一般蔬菜、水果、五谷类 |

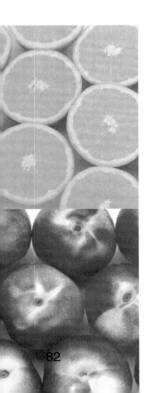

蔬果养分最完整

生食——

食物不是应该煮熟吃才安全吗？为什么要生食？说穿了，就是为了要降低食物中所含酵素被破坏的可能性。

**酵素**是由一群氨基酸所组成的活性蛋白质，又被称为**酶**，在所有动植物体内都可以发现它的存在。而人体当中的酵素主要分为**消化酵素**和**代谢酵素**两大类，主要负责带动及加快生化反应速度，可说是促进生理机能正常运作、帮助身体达到并维持最佳状态的重要物质。

但是，人一生中能自行制造的酵素总量是有限的，因此，必须借由正确的饮食方式获取食物酵素来作补充。而正确的饮食方式指的就是生食，因为**酵素具有不耐高温的特性，一旦超过48℃，就会被破坏殆尽**。换句话说，食物若经烹煮，也就失去了原本所含的活性酵素。

## 蔬果生食，酵素让代谢抑癌力加倍

**蔬菜、水果**是最适合生食的。所以，尽管中式烹饪手法以及我们从小到大的饮食习惯多偏好煎、煮、炒、炸的菜肴，但若希望吃到食物中的**酵素**，应该多效仿欧美人士大量食用生菜沙拉，因为比起炒青菜、烫青菜，生菜沙拉里面所含的活性酵素更多。这些食物酵素能帮助我们体内的消化酵素及代谢酵素处于最佳平衡状态，达到下列三大保健功效。

〈功效1〉帮助消化，促进排泄正常

当体内具有足够的**酵素**，就能有助于消化系统的各项运作，包括消化、分解、吸收和排泄等，都能获得改善。因为消化酵素能促进消化液的分泌，加快肠胃与食物之间的消化反应。

而代谢酵素除了负责让肠道吸收养分，通过血液运行送达各器官，并转换成能量以进行各种生命活动之外，还会带动身体将代谢中所产生的废物排出体外，让吸收、排泄运作正常。

〈功效2〉净化血液，带动器官排毒

**酵素**能分解并带动排除血液中的废物及炎症所产生的毒素，让血液保持**弱碱性**，还可加速器官组织血液中二氧化碳的排出，避免红细胞堆积或血小板聚集形成血栓，进而造成心肌梗死之类的致命危机。

例如，人体中的氨基酸代谢会产生阿摩尼亚等有害物质，若血液中的阿摩尼亚浓度过高，就会使人陷入昏睡状态。而体内的**酵素则能将阿摩尼亚转变成低毒性的尿液**而被排出体外，让血液中的负担变轻，如此一来，自然也就能改善其所引起的身体不适。

此外，**肝脏等器官之所以会具有排毒作用，也须靠酵素来达成**。如果酵素不足，营养吸收会受到影响，吃的药品也会失效，导致体内排毒功能失调。

〈功效3〉防癌抗病，提升免疫功能

**白细胞**是人体免疫系统的重要成员，负责抵抗细菌、病毒等外来物质。而酵素可增强白细胞的噬菌作用，强化免疫功能。例如，口腔、鼻腔黏膜、眼球结膜，都是细菌最容易滋长的地方，而我们的唾液、鼻水、泪液中都具有酵素，可帮助溶菌和杀菌，避免感染。

此外，酵素也与防癌有很大的关系，因为一旦酵素量不足，当我们进食之后，身体因为需要优先将酵素用于消化器官，就会从免疫系统中加以夺取，进而减弱免疫功能，导致许多退化性疾病或癌症的产生。根据研究统计，**癌症患者通常缺乏胰腺酶（一种消化酶）**，这就是最好的例子。

## 生机酵素，三类食材中含量最多

只要是生食的食物，都含有酵素的成分，但千万**别以为生食就是素食**。根据研究，日本人以长寿著称，跟他们常吃生鱼片、生鲜虾蚌类等有极大的关系。

〈1〉蔬菜

新鲜蔬菜是摄取酵素的主要来源，尤其是植物嫩芽，更被营养学家们公认为"酵素宝库"。例如苜蓿叶、花椰菜、紫甘蓝、芥菜、水芹的新芽等，都被作为芽菜来食用。

其中，**花椰菜嫩芽**含有大量的异氰酸盐与萝卜硫素，其含量是花椰菜的10～100倍，其抗癌效果也比花椰菜更好。另外，富含酵素的蔬菜还包括胡萝卜、黄瓜、番茄、柿子椒、莴苣、白菜、卷心菜、茄子、菜花、辣椒、洋葱、芹菜等，无论用来凉拌、做成沙拉，还是打成蔬菜汁，只要天天换着吃，就能摄取到大量酵素。

〈2〉水果

在中国台湾地区常见的各种水果当中，木瓜、凤梨、奇异果、香蕉是含酵素最丰富的"四大天王"。**青木瓜**含有木瓜蛋白酶（Papain），可促进消化；**凤梨**果肉含有可分解蛋白质的凤梨酵素（Bromelain），并具备抗发炎、增强免疫力以及溶解血栓三大功效；**奇异果**含有独特的含硫蛋白分解酶（Actinidin），消化功能强大；**香蕉**除含有淀粉酶，还有麦芽糖酵素、蔗糖酵素等各种消化酵素，营养价值极高。

〈3〉发酵食物

只要不经过加热，经过发酵后的食物，也能将酵素完整保留。例如，**天然奶酪**，就是借由乳酸菌或酵素让牛奶发酵而成，所以富含解脂酵素，可以帮助分解食物中的脂肪，减轻胃肠、胆囊、肝脏、胰脏等消化器官的负担。以大豆发酵制成的**味噌**，也含大量酵素及益菌，用来做成沙拉酱或直接蘸食，都很合适。

而日本人爱吃的**纳豆**，也经过腌渍发酵，里面含有蛋白酶、淀粉酶、脂解酵素、纤维素酵素等各种不同的酵素，具有去血栓、整肠健胃的功能，堪称酵素食品之冠。另外，**泡菜**，在经过腌渍、自然发酵后，会产生数量极为丰富的乳酸菌，让体内负责脂肪燃烧的代谢酵素作用增强。不过，必须特别提醒的是，通常发酵后的食物中**钠盐含量较高，高血压患者宜少吃**。

# 饮食好习惯，保持身体健康最有效

人体运作将一天24小时分为3个8小时，依序分别进行**排泄、摄取、同化**的工作，而这3个8小时，最终决定了我们的身体变化。如果能清楚掌握身体的时间表，并将饮食并入这个自然流程，让身体在对的时间做对的事情，自然就能事半功倍。

## 〈第1个8小时〉排泄时段

> **运作时间：**早上4点～中午12点→早餐吃蔬果。
>
> **身体状态：**此时身体会将老废物质以及从饮食中摄取后的废物排出体外。换言之，一般人从早上起床到中午这一期间，身体的工作重点是在清除而不是吸收，如果排泄能做得好，那么，身体自然就不会有负担。
>
> **饮食建议：**早餐很重要，但由于早上是排泄时间，加上酵素能对排除老废物质有极大帮助，因此，早餐最好能以水果、蔬菜为主，尤其是富含酵素的水果。

## 〈第2个8小时〉摄取时段

> **运作时间：**中午12点～晚上8点→午、晚餐可含糖类、蛋白质。
>
> **身体状态：**一般人在这段时间多处于工作或运动状态，所消耗的能量也是一天之最。因此，身体必须借由饮食摄取来增加营养素。
>
> **饮食建议：**最好摄取足够的糖类和蛋白质，以便应付足够的活动需求。

## 〈第3个8小时〉同化时段

> **运作时间：**晚上8点～隔天早上4点→夜宵不可吃。
>
> **身体状态：**这段时间内，身体会将营养素转换成自身的组成物质或能量，但若没有用完，会累积在体内。
>
> **饮食建议：**由于这时多半处于睡眠或是低活动状态，因此，尽量不要有过多饮食，以免造成身体的负担及累积。若总是习惯在这段时间进食，就会容易造成肥胖。

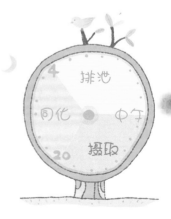

## 男女老少有差别，"蔬果 579"最健康

中国台湾人历年来在蔬果上的摄取量改变不大，但是饮食总量却有增加，其中以饮料类、调味类、乳类、家禽类等最明显。**饮食总量比 15 年前增加了 50% 左右**，但是对防癌最有效的蔬果及五谷类摄取量反而减少了。这样的饮食习惯实在令人担心，也说明了为什么科技越来越进步，但癌症、心血管疾病的病例人数反而有增无减。

十多年来，我曾在中国"台湾癌症基金会"担任董事，与美国、日本癌症协会共同致力于"天天 5 蔬果"的观念和"蔬果 579"彩虹原则的普及，并在近三年与苏小欢等多位媒体朋友呼吁开展**"周一无肉日"**运动，希望大家能"多蔬少肉健康多"。

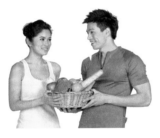

## 六大类食物都要吃，每餐分量轻松掌握

事实上，我们每人每天都应摄取五谷根茎类、蔬菜类、水果类、蛋豆鱼肉类、奶类、油脂类六大类基本食物，并以选用当令的新鲜食材为原则。此外，三餐定时定量是控制体重、维持健

**"蔬果 579"饮食原则**

| 族群类别 | 蔬菜份数 | 水果份数 | 总份数 |
|---|---|---|---|
| 学龄前儿童 | 3 | 2 | 5 |
| 女性及小学学童 | 4 | 3 | 7 |
| 男性及青少年 | 5 | 4 | 9 |
| 说明 | 所谓"蔬果 579"原则，就是依照性别、年龄分类，针对不同族群的需求，建议每天应有的蔬果摄取量 | | |

康最理想的方式，且应依各阶段计划做调整；一般而言，女性每天应摄取的热量为1600～2000千卡，男性为1800～2400千卡。

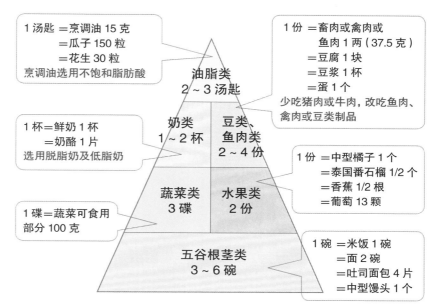

## 均衡饮食金字塔

**金字塔尖端的食物脂肪量较多，每日饮食需要量较少！**

1汤匙 ＝烹调油15克
＝瓜子150粒
＝花生30粒
烹调油选用不饱和脂肪酸

**油脂类
2～3汤匙**

1份 ＝畜肉或禽肉或
　　 鱼肉1两（37.5克）
＝豆腐1块
＝豆浆1杯
＝蛋1个
少吃猪肉或牛肉，改吃鱼肉、禽肉或豆类制品

1杯＝鲜奶1杯
＝奶酪1片
选用脱脂奶及低脂奶

**奶类
1～2杯**

**豆类、
鱼肉类
2～4份**

1份 ＝中型橘子1个
＝泰国番石榴1/2个
＝香蕉1/2根
＝葡萄13颗

1碟＝蔬菜可食用部分100克

**蔬菜类
3碟**

**水果类
2份**

**五谷根茎类
3～6碗**

1碗 ＝米饭1碗
＝面2碗
＝吐司面包4片
＝中型馒头1个

## 青谷院长的《每日餐饮分量分配》建议

| 进食类别顺序 | 早餐 | 点心 | 午餐 | 点心 | 晚餐 | 分量说明 | 注意事项 |
|---|---|---|---|---|---|---|---|
| ① 五谷根茎类 | 1 份 | – | 2 份 | – | 2 份 | 1 份＝1/2 碗 | 主食类宜依照个人活动量而异，1碗饭200～250克 |
| ② 蔬菜类 | 1 份 | – | 2 份 | – | 2 份 | 1 份＝100 克 | 其中至少有 2 份为深色蔬菜 |
| ③ 水果类 | – | 1 份 | 1 份 | 1 份 | 1 份 | 1 份＝100 克 | 其中至少有 1 份为富含维生素 C 的水果 |
| ④ 蛋豆鱼肉类 | 1 份 | – | 1 份 | – | 1.5 份 | 1 份 = 60 克 | |
| ⑤ 奶类 | – | – | – | – | 1 份 | 1 份＝300 毫升 | |
| ⑥ 油脂类 | – | – | 1 份 | – | 1 份 | 1 份＝30 克 | |

87

## 注意个人身体差异，好营养不一定适合你

六大类食物含有各种营养素，但如果你的身体已经出现问题，那在食用时，就必须针对个人差异而调整，避免造成意外的负面影响。

### 〈溃疡 vs. 粗纤维〉少量多餐，细嚼慢咽少负担

消化性溃疡是指胃或十二指肠黏膜与胃液接触部位的慢性溃疡。它的发生、发展、症状轻重，与饮食有着密切的关系。**溃疡治疗不能光靠药物，还必须配合饮食调整**。同时，也应供给充足的营养、矫正贫血，促进溃疡愈合，避免并发症。此外，少量多餐、细嚼慢咽、免辣少油、愉快用餐，这也是我最常建议溃疡患者要注意的饮食原则；粗纤维的蔬果很多，不可能不吃，细嚼慢咽才是王道。

### 〈便秘 vs. 山药〉暴饮暴食照样发胖

曾经有一位中年妇女为了减肥、排宿便，就把山药作为三餐的主食，结果不但导致肠胃不适、下体出血，反而变得更胖。这主要是因为山药中含有一种成分，叫作皂素生物碱（皂），或称DHEA-S。它的结构与固醇类荷尔蒙相似，常被制药业拿来当作合成荷尔蒙（如黄体素、睾固酮等），或类固醇制剂的原料。但若摄取过多，可能会消化不良，造成便秘，导致体重上升，也会影响生殖系统。所以，无论再好的食物都不要**暴饮暴食**，过与不及都会对身体造成坏影响。

### 〈过敏性体质 vs. 瓜果、菇蕈〉验血就可知道过敏原

过敏的原因很多，有些人对阳光、灰尘等环境过敏，有些人则对海鲜、鸡蛋等食物过敏。在临床上，也出现不少人对瓜果、菇蕈过敏的案例，食用后，尤其**容易诱发皮肤、呼吸道的过敏**。此外，瓜果大多含有大量水分，所以过敏体质者、肠胃较弱者，以及患有慢性肠炎、胃炎及十二指肠溃疡者若吃太多，容易引起消化不良或腹泻，宜控制食用量。

# 煮

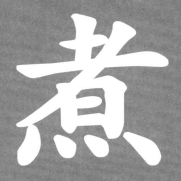

**PART 5**

【 这么实用！ 】

## 青谷院长的
## 高纤低脂食谱

▶ 家庭主厨必记的两大健康魔法

▶ 我家常备的四类良性食材

▶ 菜市场教我：自己煮菜最健康又经济

▶ 3步就能做好的高纤低脂食谱

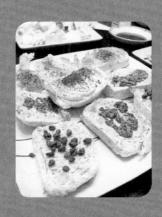

## 家庭主厨必记的两大健康魔法

### 42种常见水果每日摄取分量建议

| 水果名称 | 体积 | 分量 | 摄取量 |
|---|---|---|---|
| 01 凤梨 | 大型 | 1 份 | 1/10个 |
| 02 木瓜 | | | 1/6个 |
| 03 小玉西瓜 | | | 1/6个 |
| 04 哈密瓜 | | | 1/6个 |
| 05 榴莲 | | | 1/4个 |
| 06 芒果 | | | 1/4个 |
| 07 番荔枝 | | | 2/5个 |
| 08 世纪梨 | | | 2/5个 |
| 09 葡萄柚 | | | 2/5个 |
| 10 香蕉 | 中型 | 1 份 | 1/2根 |
| 11 百香果 | | | 1/2个 |
| 12 横山梨 | | | 1/2个 |
| 13 柚子 | | | 1/2个 |
| 14 美浓瓜 | | | 1/2个 |
| 15 番石榴 | | | 1/2个 |
| 16 芦柑 | | | 1/2个 |
| 17 红柿 | 小型 | 1 份 | 1个 |
| 18 苹果 | | | 1个 |
| 19 柑橘 | | | 1个 |
| 20 奇异果 | | | 1个 |
| 21 海梨 | | | 1个 |
| 22 玫瑰桃 | | | 1个 |
| 23 加州李 | | | 1个 |
| 24 桃子 | | | 1个 |
| 25 柳橙 | | | 1个 |
| 26 香吉士 | | | 1个 |
| 27 水蜜桃 | | | 1个 |
| 28 土番石榴 | | | 1个 |
| 29 西洋梨 | | | 1个 |
| 30 杨桃 | | | 1个 |
| 31 柠檬 | | | 1个 |
| 32 水梨 | | | 1个 |
| 33 枣子 | 颗粒 | 1 份 | 2颗 |
| 34 莲雾 | | | 2个 |
| 35 李子 | | | 4个 |
| 36 荔枝 | | | 5颗 |
| 37 山竹 | | | 5个 |
| 38 樱桃 | | | 9颗 |
| 39 草莓 | | | 9颗 |
| 40 龙眼 | | | 13颗 |
| 41 葡萄 | | | 13颗 |
| 42 圣女果 | | | 23颗 |

（资料来源：中国台湾董氏基金会营养教育资讯网）

### 1 〈 "蔬果579" 魔法 〉
**依年龄、性别，从"天天5蔬果"升级**

根据调查，许多人蔬果的摄取严重不足：70％的人每天吃不到3道蔬菜；88.6％的人每天吃不到2份水果；更有0.6％的人不吃蔬菜，4％的人不吃水果。但早在1991年，美国即开始推行**"天天5蔬果"**（5 a Day Campaign），鼓励民众每天吃5份新鲜蔬果以维持身体健康。而自2000年起，美国疾病管制局更进一步提出"每天摄取5份蔬果不再足够"的研究报告，进而宣导**"蔬果579"**的观念。

所谓"蔬果579"，就是将原先的"天天5蔬果"加以提升，依照性别、年龄分类，建议不同族群应针对身体需求状况摄取不同的蔬果量。

**2～6岁的学龄前儿童**：每天应摄取5份新鲜蔬果（3份蔬菜＋2份水果）。

**6岁以上的学童、少女及成年女性**，每天应摄取7份蔬果（4份蔬菜＋3份水果）。

**青少年及所有成年男性**：每天应摄取9份蔬果（5份蔬菜＋4份水果）。

## 2〈"彩虹7色"魔法〉
**依颜色、种类，适量选取多种蔬果**

1971年，英国外科医生Dr. Daniel Burkitt就提出研究报告，指出许多慢性病，如肠癌、憩息小囊炎、胆结石、心脏血管狭窄症等，皆与纤维素摄取不足有关。而在这之后的40年间，无论是流行病学研究，还是动物实验或临床实验，都得到一致结论——多摄取高纤食物，如蔬菜、水果，不但可以预防大肠直肠癌，还能减少乳腺癌、食管癌、胃癌、前列腺癌、子宫内膜癌、卵巢癌的发生。

除了"蔬果579"的饮食法，最好还要搭配"彩虹7色"原则——每天都要适量摄取各种不同颜色的蔬果。食物种类越多元，身体才能吸收到越丰富的营养素。而蔬菜水果的颜色大致可分为蓝、紫、绿、白、黄、橙、红等7种颜色，感觉就像是雨后彩虹般美丽，又各自含有不同的营养价值，择食时一定要多色摄取。

### 蔬果的"彩虹7色"分类及健康价值

| 蔬果7色 | 蔬果举例 | 健康价值 | 原理 |
|---|---|---|---|
| 蓝色紫色 | • 葡萄、加州李、黑莓、蓝莓、桑葚；<br>• 紫色山药、茄子 | • 降低癌症发生率；<br>• 保护泌尿系统；<br>• 有助于加强记忆力；<br>• 抗老化 | 含有不同含量、可保护健康的植化素 |
| 绿色 | • 奇异果、绿色苹果、绿色葡萄、绿色西洋梨；<br>• 西蓝花、菠菜、白菜、芹菜、黄瓜、朝鲜蓟、芦笋、秋葵、青椒、葱、扁豆、豌豆、绿豆 | • 降低癌症发生率；<br>• 保护视觉健康；<br>• 强健骨骼及牙齿 | 含黄色素及其他物质，具抗氧化效果 |
| 白色 | • 香蕉、棕皮西洋梨、甜桃、白水蜜桃；<br>• 菜花、白萝卜、大蒜、白色山药、白玉米、韭黄、姜、草菇 | • 降低癌症发生率；<br>• 保护心脏健康；<br>• 维持胆固醇指数 | 含不同分量的植物性化合物，包括蒜素等 |
| 黄色橙色 | • 木瓜、哈密瓜、葡萄柚、金色奇异果、柠檬、芒果、柑橘、水蜜桃、黄色梨子、凤梨、橘子、黄色西瓜；<br>• 胡萝卜、黄色甜椒、黄色洋山芋、黄玉米、地瓜、黄豆 | • 抗氧化 | 含不同分量的抗氧化物质，如维生素C、类胡萝卜素、类生物黄色素等 |
| 红色 | • 红色苹果、红橙、红樱桃、蔓越莓、红色西洋梨、红葡萄、红葡萄柚、石榴、覆盆子、草莓、西瓜；<br>• 番茄、甜菜、红色甜椒、红洋葱、红色洋山芋 | • 降低癌症发生率；<br>• 保护心脏健康；<br>• 保护尿道系统健康；<br>• 提升记忆力 | 含特殊植物性化合物，如茄红素、花青素 |

（资料来源：中国台湾董氏基金会营养教育资讯网）

# 1 〈高抗癌成分的蔬果〉

流行病学上有许多证据显示，多吃蔬菜水果，特别是绿色、黄色蔬菜以及柑橘类水果，可以降低癌症，特别是胃癌及呼吸道癌症的发生率。因为这类蔬果富含**抗氧化性的维生素**以及抗氧化性的营养物，如 β－胡萝卜素（在身体外会转换成维生素A）、维生素C、维生素E等，可以增加抵抗力、免疫力，减少感染，降低癌症的发生。

| 常备抗癌食材 | 可预防癌症 | 蔬果中的抗癌成分 | 保健作用说明 |
|---|---|---|---|
| 绿色、黄色蔬果 | ·口腔癌<br>·咽喉癌<br>·食管癌<br>·卵巢子宫癌<br>·前列腺癌 | 抗癌性生物活素（biological active compound） | 可产生去毒酵素（detoxification enzyme），减少外来致癌物对细胞内DNA的损伤 |
| 绿色蔬果 | ·胰脏癌<br>·胆囊癌<br>·肝癌<br>·大肠直肠癌 | 甲基（methyl） | 叶酸盐（folate）是自然界能供给的甲基，可减少DNA因缺少甲基所引起的染色体破坏而致癌 |
| 芥蓝菜、芥菜、紫甘蓝、油菜、草莓、杨桃、莲雾、木瓜 | ·乳腺癌<br>·前列腺癌<br>·胰脏癌<br>·结肠癌 | 抗氧化物质 | 抗氧化性物质可减少氧根基（oxygen radicles）的产生，并减弱氧根基在DNA致癌突变上的作用 |
| 十字花科蔬菜（青花菜、包心菜、甘蓝、花椰菜） | ·肺癌<br>·甲状腺癌 | 葡萄糖盐基酸（glucoseinolates） | 能针对动情激素的代谢物阻止乳腺癌演化，女性每天吃500毫克，能降低乳腺癌发生率 |
| | ·肝癌<br>·乳腺癌 | 吲哚（indoles） | 增强氧化作用，加强治癌药物停留在细胞内的作用 |
| 胡萝卜、番茄 | ·甲状腺癌<br>·肾脏癌 | 类胡萝卜素（carotenoid） | 类胡萝卜素是维生素A的前身，能使细胞成熟分化，经证实，它能防止癌症再发 |
| 豆类、荚豆类（黄豆、豌豆、四季豆） | ·肝癌 | 植物皂素（saponins） | 植物皂素会与胆酸及胆固醇结合，具抗癌作用 |
| 大蒜、洋葱、韭菜 | ·胃癌 | 蒜葱素（allium compound） | 具抗氧化作用，可解除致癌物对胃壁细胞的影响 |
| 大豆、番茄、柑橘类水果 | ·乳腺癌<br>·卵巢癌<br>·子宫颈癌<br>·前列腺癌 | 类黄酮素（flavonoid） | 类异黄酮及非类异黄酮是天然植物性类雌激素。类黄酮素具抗氧化作用，能促进细胞排出致癌物质。其中芸香醇（quercetin）可抑制某些致癌物的活性，阻止肿瘤生长 |
| 葡萄 | ·肺癌 | 多酚素（polyphenols） | 多酚素可阻止因化学致癌物所引起的肺肿瘤，也可阻止因亚硝酸盐引起的致癌化 |

## 2 〈高膳食纤维食材〉

膳食纤维是植物类食物里，无法被肠道中的消化酵素消化、吸收的纤维，可分**水溶性**与**非水溶性**两大类。它具有协助控制体重，改善便秘，预防肠憩室炎，延缓血糖上升速度，减低血管硬化，减少胆固醇吸收，降低罹癌率等七大功能。平日三餐，如果能善用下列几个小技巧，就能在烹调料理中，多保留膳食纤维量。

〈技巧1〉以全谷类代替精制五谷

以**五谷杂粮饭**替代白米饭、以**地瓜稀饭**或杂粮稀饭替代白稀饭、以**全麦面包**替代白吐司、以**全麦馒头**替代白馒头，都能增加膳食纤维的摄取量。但买全麦制品时，要注意全麦面粉用量要够高；有些看似咖啡色的食物，实际是因添加红糖而变色，并非真的全麦食物。

〈技巧2〉以豆类代替肉类

肉类蛋白质含较多脂肪，而动物性脂肪又是造成心血管疾病的危险因子，且肉类缺乏膳食纤维，因此建议多以豆类来取代部分肉品。但最好**以整粒豆类为主**，如炒素什锦、黄豆炖汤、黄豆糙米饭等，可得到更好的营养。

〈技巧3〉尽量保留蔬果纤维部位

**口感粗的菜梗**，其实是纤维素最丰富的部位。此外，不宜用喝果汁来取代吃水果，因为市售果汁不但添加了大量糖分，而且纤维素也都被滤掉了，大大降低了其营养价值——**吃粗不吃细**，就是摄取膳食纤维的最佳原则。

| 常备高纤食材 | 食材类别 | 保健作用说明 |
| --- | --- | --- |
| 糙米、玉米、燕麦、薏仁 | 全谷类 | 含丰富的膳食纤维，尤其在胚芽、麸皮中含量最多，如糙米、胚芽米 |
| 黄豆、红豆、绿豆 | 豆类 | 富含膳食纤维，及蛋白质、维生素、矿物质，如植物类雌激素、蛋白质分解酵素抑制剂、植物皂素等。但经加工的豆制品中营养素就明显减少 |
| 地瓜 | 根茎类 | 富含膳食纤维，且含大量黏液蛋白，可增强组织抵抗力，降低胆固醇含量，维持血管畅通。也因含类雌激素（phytoestrogen）、脱氢表雄酮（DHEA），可降低荷尔蒙相关癌症的发生 |
| 地瓜叶、莴苣、豆苗 | 蔬菜类 | 富含维生素、矿物质，且热量低，是很好的膳食纤维来源 |
| 柑橘、苹果、凤梨 | 水果类 | 富含维生素、膳食纤维，但因糖分含量较高，要注意摄取的分量 |
| 花生、芝麻、莲子 | 核果种子类 | 核果类含花生、核桃、腰果、开心果等；种子类有葵瓜子、芝麻、南瓜子等。这两类食材中的膳食纤维量都很高，但除栗子、莲子外，此类食材中的脂肪量也很高，宜摄取适量 |

## 3 〈8种应季蔬菜〉

以下8种蔬菜是我最常建议大家多吃的**应季好菜**。下表对各种蔬菜的营养成分、保健功效作了说明，也列了我的吃法、做法，供大家参考。

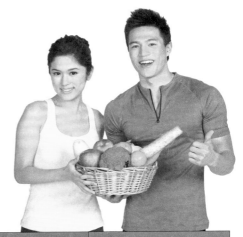

| 蔬菜名称 | 盛产期 | 营养·健康功效 | 青谷院长这样煮 |
|---|---|---|---|
| ① 小黄瓜 | 1~10月 | • 富含蛋白质、糖类、纤维素、钙、磷、铁等，能调节胆固醇含量，保护肠胃健康，减少脂肪产生，预防心血管病；<br>• 富含钾盐、维生素A、维生素B、维生素C，可抗氧化 | • 凉拌、炒食、煮汤；<br>• 切片，加醋、大蒜、姜快炒，放凉即为"醋熘黄瓜" |
| ② 洋葱 | 3月 | • 含少见的前列腺素A、硫化丙烯、二硫化丙烯、蒜葱素、类黄酮素、硒、维生素C、β–胡萝卜素，有助于抗氧化，预防感染，降血压，缓解及稳定糖尿病，抑制癌细胞生长 | • 加红辣椒、醋做成"凉拌酸辣洋葱"；<br>• 炒咖喱、肉做成"咖喱洋葱" |
| ③ 大蒜 | 3~5月 | • 富含维生素B、维生素B$_2$、维生素C，有抗氧化等多重生物效应，可减少致癌物的形成，提高免疫力，并预防心血管病、中风 | • 各种料理的最佳配料；<br>• 生吃，捣碎放15分钟后，杀菌效果更好 |
| ④ 卷心菜 | 12~翌年3月 | • 含β–胡萝卜素、维生素C、黄体素、硒、叶绿素、异硫氰酸盐等，可防癌、健身；<br>• 纤维素含量高，可预防便秘、痔疮 | • 与肉丝、培根拌炒；<br>• 腌制成"凤梨泡菜" |
| ⑤ 山药 | 11~12月 | • 含黏质多糖体，可提升免疫力、保护肠胃；<br>• 提供9种人体不能自制的氨基酸；<br>• 纤维素含量高，可预防便秘、痔疮；<br>• 含防癌所需的皂苷，但甲状腺亢进者要限量 | • 与猪肉同烧成"红烧山药"；<br>• 加排骨清炖成"山药排骨汤" |
| ⑥ 菠菜 | 11~翌年2月 | • 富含维生素A、维生素C、铁、钙，含铁量尤高，可改善贫血；<br>• 含大量β–胡萝卜素，含B族维生素、维生素E、食物纤维，能抗氧化，预防便秘、痛风 | • 水炒菠菜；<br>• 搭草鱼片、姜片煮成"鱼片菠菜汤" |
| ⑦ 大白菜 | 11~翌年3月 | • 含多种维生素A、维生素B、维生素C、维生素F，及稀有元素锌、锰、硒、镍、碘、铜；<br>• 含维生素C最多，可提升免疫力，抗衰老，预防癌症 | • 加虾米煮成"开阳白菜"；<br>• 煮汤，或做饺子馅料 |
| ⑧ 甘蓝菜 | 12~翌年3月 | • 富含胡萝卜素、铁、黄体素、维生素E、B族维生素及抗癌物质；<br>• 钙含量比牛奶高，有助于骨骼发展；<br>• 钾含量高，可降血压，调节体内电解质平衡 | • 水炒、凉拌皆宜；<br>• 甘蓝叶或包心甘蓝球加水或麻油炒熟，撒少许盐，即为"麻油甘蓝" |

## **4** 〈8种应季水果〉

当季盛产的水果品质和养分尤其好，如柑橘类富含维生素C，木瓜、番茄含维生素A、β–胡萝卜素，生食、榨汁、入菜皆宜。但有的水果含较高的糖分，或像酪梨、椰子肉中脂肪量偏高，食用时不要过量。

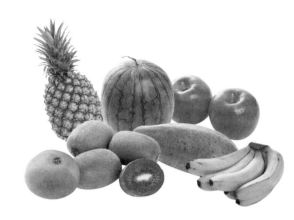

| 水果名称 | 盛产期 | 营养·健康功效 | 青谷院长这样吃 |
|---|---|---|---|
| ①柠檬 | 四季 | ·富含维生素C，可防治坏血病，促进伤口愈合；<br>·含钾、钙、镁，可中和酸性物质，平衡电解质；<br>·含柠檬酸，可缓和妊娠不适 | ·榨"柠檬汁"，但少加糖；<br>·嚼"柠檬片"，缓和感冒症状 |
| ②凤梨 | 4~8月 | ·富含糖类、纤维、维生素C、维生素B₁，可促消化、消疲劳；<br>·含菠萝酸丁酯，可刺激唾腺分泌，促进食欲；<br>·其中的酵素可分解肉类蛋白质、脂肪，降低油脂吸收 | ·因含草酸、生物碱，易刺激胃及口腔，所以削皮后以盐水浸泡食用，或入菜，降低刺激性；<br>·与卷心腌成"凤梨泡菜" |
| ③西瓜 | 4~8月 | ·水分高，热量低，富含维生素、胡萝卜素、钾；<br>·富含单糖类，可补充血糖，保持脑力；<br>·红肉含番茄红素，有助于抗癌，保护心血管；白肉清热解毒 | ·白肉刨丝或切片凉拌；<br>·白肉也可煮成"西瓜排骨汤"；<br>·红肉可放入生菜沙拉 |
| ④木瓜 | 4~11月 | ·富含水溶性膳食纤维，可减缓糖、脂质吸收，改善肠胃的酸碱环境，避免便秘；<br>·含钾、维生素E、维生素C、胡萝卜素、叶酸，可保护心脏及胎儿健康 | ·青木瓜含蛋白酶，有助于蛋白质分解消化，宜煮成"木瓜炖肉"；<br>·熟木瓜生食，做成"木瓜鲜奶" |
| ⑤香蕉 | 5~8月 | ·糖量、脂质、纤维量高，可帮助消化吸收，预防便秘、痔疮、结肠癌，偏碱性，可中和胃酸；<br>·含"肿瘤坏死因子"的活性物质、β–胡萝卜素、维生素A、维生素C、维生素E等，可抗氧化；<br>·富含矿物质钾、磷、钙、铁，有助于降血压 | ·跑步运动中最佳能量补给；<br>·做成"香蕉蛋糕" |
| ⑥葡萄 | 7~8月 | ·提供钾、铁、维生素C；<br>·抗氧化能力是水果之冠，可强力清除自由基，预防血栓塞、心血管病、中风；<br>·其中的红葡萄醇（Resveratrol）可抑制癌细胞增生，预防慢性病 | ·多酚、花青素等保健成分主要在皮与籽中，洗净连皮一起吃 |
| ⑦柳橙 | 11~翌年1月 | ·含类胡萝卜素、柑橘黄酮多酚，可预防癌、心血管病；<br>·富含维生素C，发烧者最宜补充；<br>·含柠檬酸、苹果酸、维生素C、纤维素，可帮助排出致癌物 | ·果肉、果汁做成生菜沙拉酱汁；<br>·切片或"橙汁佐鱼肉、鱼肝" |
| ⑧番茄 | 11~翌年4月 | ·含叶酸、维生素C、β–胡萝卜素、钾；<br>·煮熟时番茄红素释出更多，可强力抗氧化，有助于预防肺癌、胃癌、前列腺癌 | ·小番茄生食，或搭生菜沙拉；<br>·大番茄烹调多炒蛋、煮汤、做意大利面，但注意少放盐 |

我很爱上菜市场买菜，而且几乎天天在家做午餐和晚餐。但是，千万别误会我太太Sandy不下厨，因为她可是我最重要的帮手！而我们家之所以天天开伙，除了因为我对烹饪很有兴趣，也因为我爱热闹，很喜欢与亲人朋友聚在一起共享在家吃饭的乐趣！加上自己做饭有卫生、健康、经济、快速四大好处，所以我乐当"家庭煮夫"，**每天都很享受动手做菜的幸福。**

### 〈自己下厨好处1〉食材新鲜

自己买菜、煮菜，最清楚当天买的食物品质及保存期限。不管是传统市场、超市，还是大卖场，各有值得挑选的好食材。而无论在哪里采买，当令、新鲜总是我挑选食材的首要原则。

### 〈自己下厨好处2〉调味健康

自己做菜，可以依照家人的**口味喜好、健康需求**来做调整。我们家成员含老、中、青三代，各有不同的喜好需求，如老人家刚动过膝关节手术，需要多补充含胶质和钙的食物；女儿正处发育期，需要多摄取蛋白质；而我在减重期，怕胆固醇太高，喜欢多菜少肉……只要能自己下厨，就能够精准又贴心地照顾到每个人的需求。

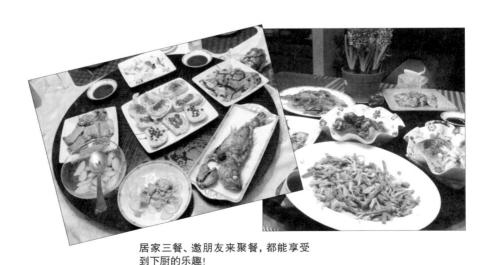

居家三餐、邀朋友来聚餐，都能享受到下厨的乐趣！

## 〈自己下厨好处3〉省钱实惠

一般餐厅的食材成本，大概占定价消费额的25%，也就是说，你花100元吃的东西，实际用料成本大概只有25元。而以近3年来，**我在家煮了1500多顿饭**，又以我们家每餐平均有6人一起吃饭来计算，比较假设在餐厅聚餐和实际在家自己下厨的花费，我们已经**省下新台币120多万元**。

此外，对于用餐时喜欢小酌葡萄酒的我和Sandy来说，在家喝同样的酒，花费大概只要在餐厅的1/4，有时甚至更低——我们大都喝智利、澳大利亚、南非或美国的红酒。在超市买的话，多半挑选一瓶新台币300元左右的酒，以每天1瓶计算，平均1天可省下900元，**一年可省下新台币30万元**。

另外，我要特别分享一个省钱诀窍，那就是采买时，我会先调查好身为某些**信用卡卡友的优惠**，并善用市场即将关门的**打折时段**；或挑选**接近到期日**的特价商品，因为买回家后就马上要吃了，不会有存放不新鲜的疑虑，又能省钱，将省下的钱当作孩子出国念书或全家旅游的基金，何乐而不为？

⸺⸺⸺

| 假设 → 在 餐厅聚餐的花费 |
| :---: |
| 每人每餐250元，<br>全家每月需花45000元（6×250×30） |

换算

| 实际 → 在家自己下厨的花费 |
| :---: |
| 只花了外食的25%成本价，<br>全家每月只花11250元（45000×25%）；<br>每月省下33750元（45000−11250）；<br>3年已经省下120多万元（33750×12×3＝1215000） |

## 〈自己下厨好处4〉省时快速

其实下厨一点都不麻烦。我算过，如果要带全家老少一起出外用餐，从换衣服、出发、抵达餐厅、点菜、等上菜、进食完毕，直到回到家中，通常要花2小时以上。而以同样的时间自己做菜，除了下厨的人在忙之外，其他人可以在家中做自己要做的事情。

而且，我跟Sandy从备料到烹调，平均大概也只花30分钟就能上菜，而饭后的整理也不过20分钟，所以，每餐每个不下厨的人至少可省下1小时。而一年下来，就算周末、生日、重大节日或交际应酬在外吃饭大约115天，也还有250天在家吃饭，而每天2餐各省1小时，每人每年就能省500小时。是不是很惊人？！

省时、省钱之外，最重要的是，我和Sandy培养了孩子喜欢回家吃饭的习惯，孩子说**"爱吃爸妈做的菜"**，让我能和读大学的孩子保持**"餐桌上见"**的良好关系。再加上朋友们知道我爱煮饭，也慢慢都到家中来聚餐，让我更加有成就感。

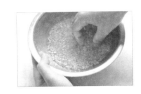

## 1 全谷取代精米
### 〈黄豆糙米饭〉

为补充现代人最欠缺的**膳食纤维**，最直接的方法就是把三餐精致的米面主食，换成全谷粗粮，如糙米、胚芽米、全麦、燕麦、五谷米；或采取渐进混搭方式，添加杂粮或茎豆类，如黄豆、绿豆、黑豆、地瓜、山药等，食用3天后就能让人感觉到肠胃蠕动加快了，排便变顺畅了。

### 材 料（2～3人份）

| | | | |
|---|---|---|---|
| 糙米 | 130克 | 植物油 | 1克 |
| 有机黄豆 | 20克 | 饮用水 | 210毫升 |

### 电饭锅做法

（1）有机黄豆洗净，浸泡2小时；糙米洗净，浸泡1小时；煮前都沥干水分。

（2）把黄豆、糙米混合，放入电饭锅，加饮用水、植物油，外锅加1：1水量。

（3）煮熟后再闷1分钟即可。

**高纤主角**

糙米｜一碗白米饭的热量约280千卡，糙米饭只有250～270千卡，平均减少20千卡。每天吃2～3碗全谷饭，可得约20克膳食纤维，比白米多3倍。它能促进清肠，预防大肠癌，以及控制体重。但消化功能弱者宜进食适量，建议煮软一点，而且要细嚼慢咽。

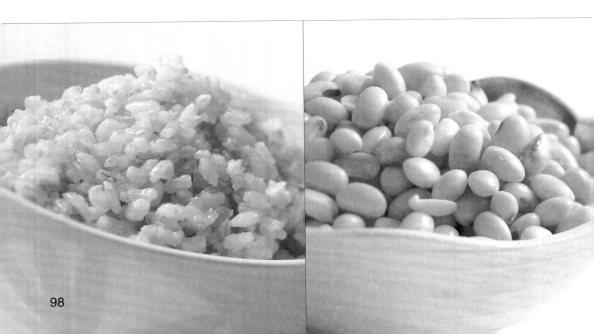

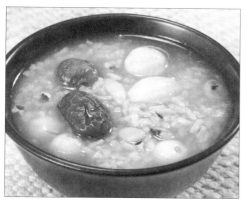 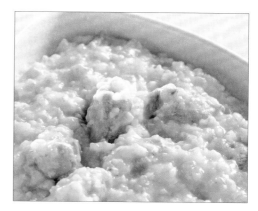

**2** 豆类混搭谷物
〈 **五谷杂粮八宝粥** 〉

谷物大多需浸泡数小时再煮，但有时我直接用电饭锅的**"煮糙米"功能**，就可免浸泡。五谷杂粮八宝粥富含B族维生素，食用之能消除一天的疲劳。其中薏仁含高纤，有助于排油、排水、消水肿。

**材　料**（2～3人份）

| | | | |
|---|---|---|---|
| 小薏仁 | 20克 | 百合 | 20克 |
| 白扁豆 | 20克 | 芡实 | 20克 |
| 莲子 | 20克 | 胚芽米 | 20克 |
| 红枣 | 20克 | 饮用水 | 1000毫升 |
| 桂圆 | 20克 | | |

**做　法**

（1）配料都洗净，泡冷水3～4小时；胚芽米洗净，浸泡1小时；煮前配料与胚芽米都沥干。

（2）配料入锅，加600毫升饮用水，用大火煮至水沸。

（3）放入胚芽米、400毫升饮用水续煮，水沸后转小火煮8分钟左右至米饭软烂即可。

排油主角

**小薏仁** | 每100克薏仁的热量约370千卡，和白米饭差不多。但膳食纤维量在薏仁中有1.4克，小薏仁中有5.5克，白米中只有0.5克，且薏仁含水溶性纤维，可加速肝脏排出胆固醇，其效果比燕麦好。薏仁还含有大量脂肪酸，包括油酸、亚麻油酸，为不饱和脂肪酸，有助于降低肝脂和血脂。

**3** 根茎类蔬菜取代部分肉类
〈 **菜肉胚芽粥** 〉

料理中，以**根茎类蔬菜**取代部分肉类，不仅可以减少脂质，增加膳食纤维，而且口感更丰富。像在糙米粥或胚芽米里，加胡萝卜和少量排骨熬煮，家里老少都很爱吃，是营养早餐的上选！

**材　料**（1～2人份）

| | | | |
|---|---|---|---|
| 胚芽米 | 60克 | 盐 | 2克 |
| 排骨 | 70克 | 饮用水 | 1000毫升 |
| 胡萝卜 | 20克 | | |

**做　法**

（1）前一晚或出门前把胚芽米洗净，浸泡3小时，水量盖过米即可。

（2）胡萝卜洗净，切丁；排骨汆烫后捞起，用冷水冲净，备用。

（3）食材入锅，加1000毫升饮用水，用中小火煮30分钟，熄火后闷8分钟，加盐调味即可。

高纤主角

**胚芽米** | 糙米→胚芽米→白米的碾制中，膳食纤维、维生素、蛋白质等养分会递减，糖类反而越留越多。而胚芽米是糙米碾掉外层麸皮，但保留米粒尖端的胚芽，其口感比糙米细一点。它富含膳食纤维、B族维生素、维生素E等，有助于细胞更新，延缓衰老，预防肠道癌。

99

**4** 根茎类蔬菜取代部分肉类
## 〈 南瓜玉米牛蒡汤 〉

南瓜富含**果胶**，能自然做出浓汤感，且能黏结带走体内细菌毒素，及能保护胃肠道黏膜免受粗糙食物刺激，促进溃疡面愈合。加上有护眼作用的玉米、高纤高铁的牛蒡，该汤的营养和口感老少皆宜。

**材　料**（2～3人份）

南瓜 ……………200克　盐 ……………少许
玉米 ……………100克　饮用水……1000毫升
牛蒡 ……………100克

**做　法**

（1）牛蒡用温水泡5分钟后去皮，切滚刀块；南瓜洗净，去皮，去籽，切滚刀块；玉米洗净，对半横切，切块。
（2）锅内放入1000毫升饮用水烧沸后，放入牛蒡、南瓜、玉米，用中小火煮50分钟。
（3）熄火后闷10分钟，加盐调味即可。

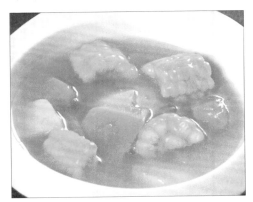

高纤主角

**牛蒡** | 牛蒡含低聚糖、膳食纤维，可健胃整肠，消胀气，改善便秘，避免宿便使毒素又被吸收，有助于预防直肠癌。牛蒡还含菊糖，很适合糖尿病患者食用。

**5** 根茎类蔬菜取代部分肉类
## 〈 莲藕姜片鸡汤 〉

秋天盛产莲藕，此时其营养品质最好。它含维生素C、纤维素及铁质，有助于提振精神，帮助肠胃蠕动、排便。而枸杞可去除肉类的腥味，让汤头自然清甜。注意，莲藕含铁质，不宜用铁锅煮。

**材　料**（2～3人份）

新鲜莲藕 ……200克　枸杞 ……………50克
鸡肉块……………150克　盐 ……………少许
姜片 ……………10克　饮用水……1000毫升

**做　法**

（1）莲藕洗净，去皮，切厚片；鸡块洗净，汆烫后捞起冲凉。
（2）枸杞、姜片放入陶锅，加1000毫升饮用水，煮沸。
（3）放入鸡块、莲藕，以中小火煮30分钟，加盐调味即可。

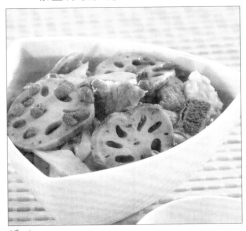

高纤主角

**莲藕** | 每100克莲藕含膳食纤维2.7克，脂肪仅0.3克，热量仅74千卡。它高纤又利尿，能促进废物排出，净化血液。莲藕榨汁，加蜂蜜成冷饮；加糖温热喝可润喉顾胃。

## 6 豆类取代肉类
### 〈豆腐炒鲜蔬〉

传统豆腐富含黄豆纤维、优良蛋白质，可以取代部分肉类的养分，提高免疫力，清除自由基。它有香弹口感，适合搭配各色蔬菜，炒菜不一定要配肉丝才香。

**材　料**（1~2人份）

| | | | |
|---|---|---|---|
| 豆腐 | 70克 | 植物油 | 2克 |
| 生香菇 | 10克 | 盐 | 少量 |
| 青椒 | 10克 | 胡椒 | 少量 |
| 胡萝卜 | 10克 | | |

**做　法**

（1）豆腐水冲掉；配菜都洗净，切小块。
（2）将植物油放入锅中，烧热后依序放入胡萝卜、香菇、青椒、豆腐拌炒。
（3）加盐、胡椒调味即可。

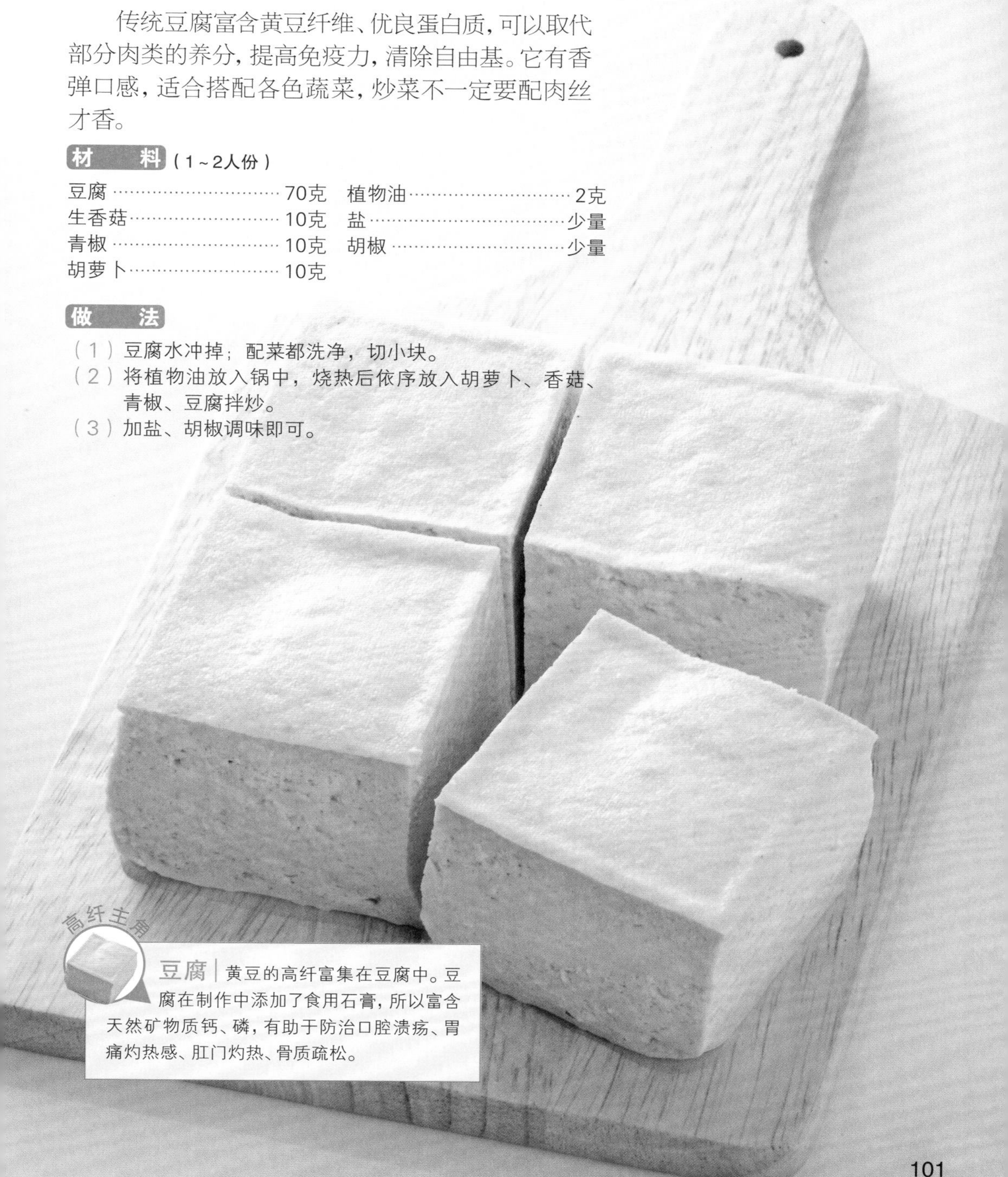

高纤主角

**豆腐**｜黄豆的高纤富集在豆腐中。豆腐在制作中添加了食用石膏，所以富含天然矿物质钙、磷，有助于防治口腔溃疡、胃痛灼热感、肛门灼热、骨质疏松。

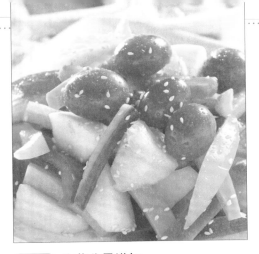

**7** 生菜分量增加

⟨ **彩椒蔬果沙拉** ⟩

　　生食沙拉能得到最丰富的消化酵素、膳食纤维、抗氧化剂。而依照蔬果的**"彩虹7色"魔法**，我家厨房常备各种彩椒，生熟煮炒皆宜，摆在厨房也很好看。而沙拉酱是清爽的**意式香脂醋**，可取代热量高的千岛酱、美乃滋。

**材　料**（2~3人份）

| | | | |
|---|---|---|---|
| 青椒 | 1/2个 | 凤梨 | 数片 |
| 黄椒 | 1/2个 | 小番茄 | 数颗 |
| 红椒 | 1/2个 | 橄榄油 | 1大匙 |
| 胡萝卜 | 1根 | 意式香脂醋 | 1大匙 |
| 小黄瓜 | 1根 | 白芝麻 | 少许 |
| 苹果 | 1个 | | |

**做　法**

（1）蔬果都冲洗10分钟，再浸泡一会儿，取出沥干。
（2）蔬果切块，再冲洗一遍。
（3）淋上意式香脂醋、橄榄油拌匀，撒上白芝麻即可。

*好油换角*

**亚麻仁油**｜亚麻仁油富含多元不饱和脂肪酸，可取代橄榄油。它可润滑肠道，改善肠蠕动，缓解便秘、痔疮、憩室炎症，以及预防胆结石。

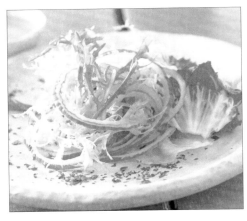

**8** 生菜分量增加

⟨ **黄绿红沙拉** ⟩

　　我喜欢吃也喜欢做蔬果沙拉，除了因为其高纤低脂、口味丰富的健康优点，料理沙拉也**不需要计较分量几克、几匙**，只要随意做出彩虹的颜色，就能让全家人食欲大开。

**材　料**（2~3人份）

| | | | |
|---|---|---|---|
| （黄绿）芝麻叶 | 100克 | （红）洋葱 | 100克 |
| （绿）莴苣叶 | 100克 | （红）紫甘蓝 | 100克 |
| （绿）巴西利叶 | 少许 | | |

**做　法**

（1）所有菜叶洗净；洋葱用冰水冰镇1小时，切丝；紫甘蓝切丝。
（2）莴苣叶撕大片铺底，摆上菜丝、芝麻叶。
（3）上桌前撒上现切碎的巴西利叶，以免香气跑掉。

*成人沙拉*

**芝麻叶**｜芝麻叶是意大利料理中的重要配菜，其嫩叶有辛呛味及芝麻香气，含丰富的维生素C，最适合生食。

**9** 生菜分量增加

## 〈番茄洋葱奶酪沙拉〉

沙拉中除了有提供高纤维、高维生素、高酵素的蔬果外，偶尔我也加奶酪、鸡胸肉、鱼肉，来补充适量蛋白质和钙质，如松软绵香的**白干酪（Cottage Cheese）**、味道较浓的**羊奶奶酪（Feta Cheese）**，让风味和营养升级。

**材　料**（2～3人份）

| | |
|---|---|
| 大番茄…………2 个 | 柠檬汁………30毫升 |
| 红洋葱………1/4 个 | 白干酪或 |
| 莴苣叶……4～5 片 | 羊奶奶酪……50 克 |
| 酸豆………1 大匙 | 橄榄油…………少许 |
| 黑橄榄……6～8 颗 | 盐………………少许 |

**做　法**

〔1〕所有蔬果洗净，大番茄切块、红洋葱切丝、黑橄榄切半；白干酪或羊奶奶酪切丁。

〔2〕莴苣叶铺在大盘底，放入番茄、橄榄、洋葱，加入橄榄油、柠檬汁、盐拌匀。

〔3〕撒上白干酪或羊奶奶酪和酸豆即可。

低脂主角

### 白干酪

白干酪和羊奶奶酪都是白色的。白干酪由牛乳制成，呈软绵湿润的凝乳状，风味温和，每100克含乳脂肪5～15克，而羊奶奶酪每100克含乳脂肪40～50克。

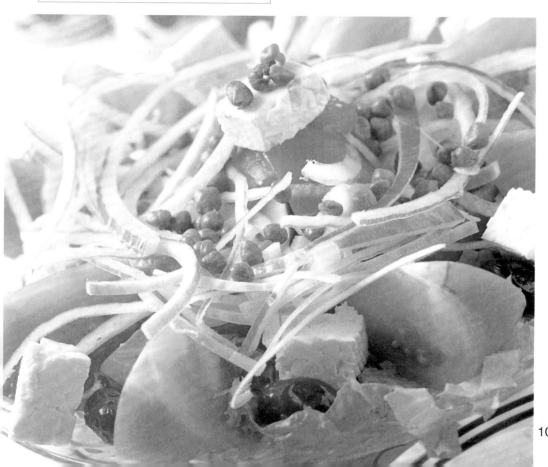

## 青谷院长常常做的健康的酱
### 美味、开胃、清肠的沙拉酱

### 〈 爱琴海风情酱 〉

**材　料**

番茄………1/4 个　　橄榄油……1 大匙
小黄瓜丁……1 大匙　　柠檬汁……1/2 大匙
洋葱末……1 大匙　　粗盐……1/2 小匙
大蒜末……1 小匙　　胡椒………少许

**做　法**

将上述材料混合均匀即可。

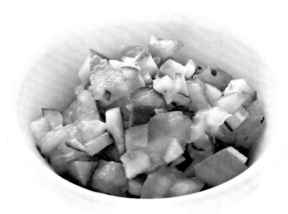

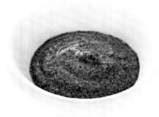

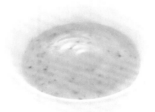

### 〈 芝麻柚醋酱 〉

**材　料**

芝麻酱………………1 小匙
柚子醋………………1 大匙
柠檬汁………………1/2 小匙
盐……………………1/2 小匙

**做　法**

芝麻酱以柚子醋调开，加入柠檬汁及盐拌匀即可。

### 〈 黄芥末酸奶酱 〉

**材　料**

颗粒黄芥末……………1/2 小匙
原味酸奶………………1/2 大匙
美乃滋…………………1/2 大匙
胡椒……………………少许

**做　法**

将上述材料混合均匀即可。

### 〈 白干酪酸奶酱 〉

**材　料**

白干酪…………………1 大匙
原味酸奶………………1/2 大匙
橄榄油…………………1/2 小匙
柠檬汁…………………1/2 小匙
粗盐……………………1/2 小匙
胡椒……………………少许

**做　法**

将上述材料混合均匀即可。

**10** 水果取代果汁

## 〈凤梨泡菜〉

果汁中的纤维素已经被破坏，所以平常我多吃**完整的水果**，或用水果入菜。像这道凤梨泡菜，很受客人欢迎，既能提味，其中的**高酵素**还促进消化。

**材　　料**（4～6人份）

| | | | |
|---|---|---|---|
| 凤梨 | 1/2 个 | 糖 | 1 大匙 |
| 卷心菜 | 1 颗 | 白醋 | 100 毫升 |
| 红辣椒 | 2 个 | 白胡椒粉 | 少许 |
| 盐 | 1 大匙 | | |

**做　　法**

（1）卷心菜洗净、切段，红辣椒切碎，一起放入保鲜盆拌匀。

（2）加盐腌 10 分钟至卷心菜软化，捞起冲饮用水，再沥干。

（3）凤梨切扇片，与卷心菜、红辣椒、调味料拌匀，用盒子密封后放冰箱冷藏。可现吃，或第二天吃。

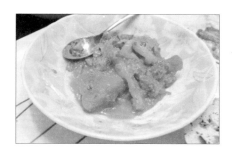

高酵主角

**凤梨**｜凤梨富含人体所需维生素、16种矿物质，能促进消化、吸收。尤其是其**果汁丰富**，能酸解脂肪。**凤梨蛋白**能分解蛋白质，促进肠胃蠕动。

# 还是想喝果汁的**6**种选择

## 高纤、高酵、无糖，而且很好喝

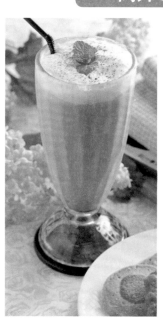

**①**〈无糖豆浆果菜汁〉

**材　料** 卷心菜2片×香蕉1/4根×苹果1/8个 ×无糖豆浆1/4杯

**②**〈无糖豆浆蜜苹汁〉

**材　料** 蜜枣干1粒×苹果1/4个×无糖豆浆1/2杯

**③**〈无糖豆浆三宝汁〉

**材　料** 凤梨1/8个×柳橙1个×香蕉1/6根×无糖豆浆1/2杯

**④**〈高酵芹菜青苹汁〉

**材　料** 荷兰芹叶2片×青苹果1/2个×奇异果1/4个×水1/8杯

**⑤**〈高酵苹皮汁〉

**材　料** 香蕉1/2根×苹果（带皮）1/4个×胡萝卜1/8条×柠檬1/4个×水1/4杯

**⑥**〈高酵高纤果菜汁〉

**材　料** 菠菜1/4把×卷心菜1片×香蕉1/2根×苹果1/8个×水1/8杯

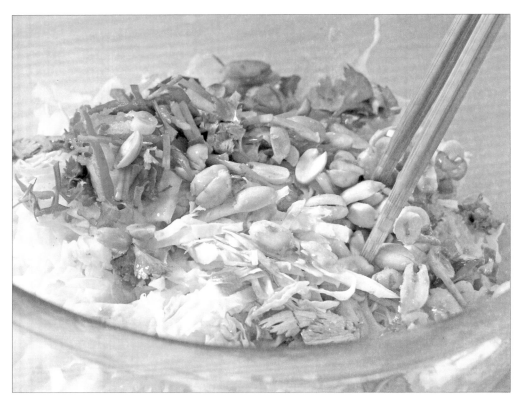

**11** 蔬菜果干夜宵

〈 花生拌菜心 〉

夜宵是肠胃的大敌，但有时因有事不能睡需要食物打气时，食用蔬菜、水果干、全麦麦片、全麦面包、全谷类较适合；或选用蔬菜面，以蔬菜为主的小吃，让身体得到真正的营养，又能帮助隔天的排便。

益菌主角

花生 | 花生含多糖类，有助于肠道益菌生成；花生仁富含纤维素，可助排便，预防肠癌；还含有独特的保健抗老、护心血管成分白藜芦醇，适量吃有益健康。限脂者不加花生。

**材　料**（3~4人份）

| | | | |
|---|---|---|---|
| 白菜心 | 300 克 | 纯酿造清油 | 1 小匙 |
| 蒜泥 | 1 小匙 | 陈年醋 | 1 小匙 |
| 葱 | 1 棵 | 香油 | 1 小匙 |
| 香菜 | 1 小把 | 盐 | 少许 |
| 大辣椒 | 1 个 | 糖 | 少许 |
| 花生仁 | 1 小碟 | | |

**做　法**

（1）白菜心洗净,切细丝,泡冷开水 10 分钟,沥干。

（2）葱、大辣椒（可不加）、香菜切碎,和蒜泥、花生仁一起混入菜丝。

（3）加入调味料拌匀，拌面或夹面包吃。

## 健康夜宵的 6 种选择

### 全谷麦、高纤、低卡，配料也要慎选

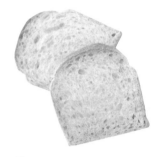

#### ①〈全麦面包〉

**热　量**

约 90 千卡／片

**吃　法**

全麦生菜三明治：面包夹莴苣、低脂奶酪片、煎蛋。

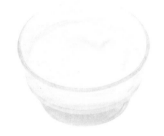

#### ②〈原味酸奶〉

**热　量**

约 100 千卡／100 克

**吃　法**

苹果香蕉酸奶：水果切丁，拌入酸奶即食。

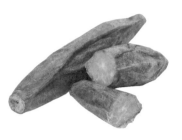

#### ③〈地瓜〉

**热　量**

约 125 千卡／100 克

**吃　法**

蒸地瓜：用电饭锅蒸最方便。

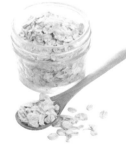

#### ④〈燕麦片〉

**热　量**

约 150 千卡／1 碗

**吃　法**

水果燕麦粥：粥煮熟，晾凉后加入水果，如番茄、橘子、莓类、香蕉等。

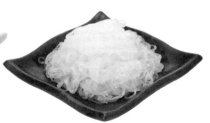

#### ⑤〈冬粉〉

**热　量**

约 140 千卡／1 碗

**吃　法**

凉面：睡觉平躺前避免喝汤，易造成胃酸反流、肾脏负担。

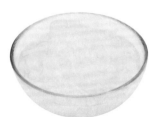

#### ⑥〈魔芋面〉

**热　量**

约 40 千卡／1 碗

**吃　法**

佐蔬果沙拉：拌入沙拉中，减少肉类。

## 12 水炒取代油炸
### 〈水煮毛豆〉

身为医生，与其告诉大家不要吃什么、不要做什么，给很多限制，我更重视帮大家找出积极、正面的方法，多发掘一些适合自己和家人的好营养、好味道，而且做法不复杂，这样才能更好地生活。

好比美食，最棒的就是生菜沙拉，再没时间、没经验的人，随意抓几把蔬果，也能表现出**大厨的水准**。而有益健康的料理法排序为**生食＞水炒＞清蒸＞水煮＞汆烫＞油炸**。如水炒蔬菜，不只可用水炒，也可用水和橄榄油、苦茶油一起炒，以降低温度，减少维生素、酵素等不耐热养分的流失。

不过，像我爱吃的水煮带壳毛豆、酸菜炒毛豆，要多烧一会儿，这样才能将豆类本身的成分煮熟，不会对人体造成不适，也可以去除豆腥味。而且豆类的蛋白质经高温变性、煮透一点，才更容易被人体吸收。毛豆富含**维生素B$_1$**、**维生素B$_2$**、**不饱和脂肪酸**，其中的亚油酸和亚麻酸可改善血脂代谢，降低甘油三酯（中性脂肪）和胆固醇含量；卵磷脂则有助于增强脑力；**大豆异黄酮**有助于调节女性内分泌、缓解更年期不适。此外，毛豆**高钾少钠**，可以稳定血压、缓解疲劳。

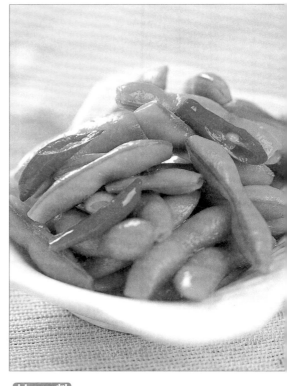

**材　　料**（2～4人份）

| | | | |
|---|---|---|---|
| 毛豆 | 250克 | 花椒 | 4粒 |
| 红尖椒 | 10小段 | 盐 | 1小匙 |
| 八角 | 4粒 | | |

**做　　法**

（1）用剪刀剪去毛豆两端尖角，洗净沥干。

（2）毛豆放入深煮锅，放入红尖椒段（可不加）、八角、花椒、盐，加水淹过毛豆。

（3）盖锅盖，用中火煮20分钟，捞起放凉。

高纤主角

**毛豆**｜每100克毛豆中有**膳食纤维**4克，可防治便秘、肠癌、高血压。它还含**完全蛋白质**，即人体必需的8种氨基酸，可媲美肉类蛋白质；**维生素A、维生素C,**可促进蛋白质、脂肪、糖类的吸收；**矿物质,**具协调生理作用。

## 不宜生吃，要煮熟再吃的蔬菜

### 野生菌 × 毒素 × 过敏原？凉拌也要煮熟

**①〈野生菌菇、山菜〉**

**因为** 可能带细菌、小虫，被污染过或是过敏原，如菜蕨、马齿苋等应煮熟后再吃。

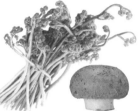

**②〈豆类〉**

**因为** 含皂素、血球凝集素，高温可去其毒性；生蚕豆可能引起过敏性溶血综合征。

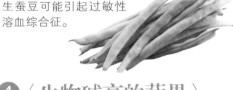

**③〈干黄花菜〉**

**因为** 含秋水仙素，食用后会被氧化成有毒物质，引起皮肤过敏、腹痛，所以要浸泡煮熟后再吃。

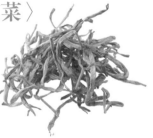

**④〈生物碱高的蔬果〉**

**因为** 生物碱有毒性，需被高温破坏才能吃，如马铃薯、树薯、芋头、山药、茄类。未熟的青番茄勿吃。

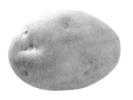

**⑤〈草酸高的蔬果〉**

**因为** 草酸和肠内钙会结合成草酸钙，煮熟吃可避免结石，如菠菜、竹笋。

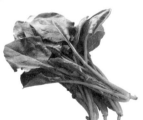

**⑥〈淀粉高的根菜〉**

**因为** 高温能使如马铃薯、芋头、山药等中的淀粉粒破裂，易于肠胃消化，所以应煮熟后再吃。

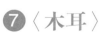

**⑦〈木耳〉**

**因为** 生木耳含有毒感光物质，可能会使咽喉肿大，要泡开煮熟后再吃。

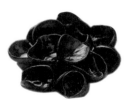

**⑧〈十字花科〉**

**因为** 含甲状腺肿素，如卷心菜、西蓝花、大白菜、甘蓝、青江菜等宜焯水后再吃。

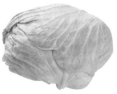

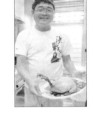

## 13 防癌黄金三餐
### 〈地瓜排毒餐〉

地瓜是纤维素的绝佳来源。它含**粗纤维**,可促进肠胃蠕动,防治便秘,降低肠胃癌的发生率。

## 〈地瓜粥〉

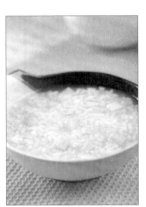

**材　料**（1~2人份）

| | |
|---|---|
| 小型地瓜 ············· 1个或100克 | 白糖 ···················· 不加或少量 |
| 胚芽米 ····················· 100克 | 饮用水 ···················· 1000毫升 |

**做　法**

（1）胚芽米洗净,浸泡1小时,捞出沥干,或用电饭锅免浸泡现煮法。
（2）新鲜地瓜洗净,连皮切小块。
（3）食材都入锅,加1000毫升饮用水煮至浓稠,加白糖煮沸。

## 〈地瓜蛋饭〉

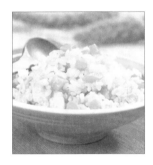

**材　料**（3~4人份）

胚芽米或糙米····· 250克
大型地瓜··· 1个或250克
鸡蛋 ····················· 4个
盐 ····················· 1/2小匙
植物油············· 1/2小匙
饮用水············· 500毫升

**做　法**

（1）米洗净,沥干;地瓜洗净,削皮,切小块。
（2）加500毫升饮用水,用大火煮沸,盖锅盖转中小火,煮成软饭。
（3）用植物油炒鸡蛋,加盐调味后盛出,与软饭拌匀即可。

## 〈地瓜蜂蜜泥〉

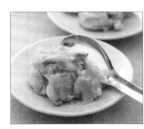

**材　料**（1~2人份）

中型地瓜··· 2个或300克
蜂蜜 ················· 100毫升
饮用水·········· 2000毫升

**做　法**

（1）地瓜带皮洗净,加2000毫升饮用水煮至地瓜刚好熟。
（2）地瓜水倒掉,加入蜂蜜,用小火续煮。
（3）用锅铲把地瓜压烂,与蜂蜜拌匀呈泥状即可。

高纤主角

**地瓜** | 空腹吃地瓜1~2个,一天2~3次,能明显改善便秘、清肠排毒。日本东京大学研究了130种**抑制胆固醇**的食物,发现地瓜的作用是其他食物的10倍。

## 14 烹调越少越好
〈 清烫鱿鱼 〉

海鲜类以熟食为宜，不过做法、调味越简单越好，才不枉费大海的原始风味，像清烫乌贼、鱿鱼。软体类海鲜**脂肪低，蛋白质、EPA、DHA佳**（多元不饱和脂肪酸）。

**材　料**（2~3人份）

| | |
|---|---|
| 鱿鱼 …………… 1只 | 醋 …………… 2小匙 |
| 姜片 ………… 2~3片 | 白胡椒粉 ……… 少许 |
| 盐 ……1小匙或不加 | |

**做　法**

（1）鱿鱼的眼睛、内脏洗净，拔掉管片，切片。
（2）锅内倒入大量水，烧开后放入姜片、盐、醋、胡椒粉，再烧沸。
（3）放入鱿鱼，盖锅盖，烧约2分钟至水半沸即可。适合蘸蒜蓉酱吃。

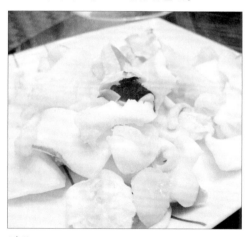

**自制蘸酱**

**蒜蓉酱**｜用市售好酱或自制蘸酱都要适量。自制蒜蓉酱：葱末、姜末、蒜末、酱油、酱油膏各1大匙，麻油、醋各2大匙，番茄酱1小匙，味醂1大匙，糖少许，拌匀。

## 15 烹调越少越好
〈 芦笋拌虾仁 〉

芦笋可焯下水；虾仁不要炒太久及加太多调味料，炒前注意将虾肠去干净。加少许盐可吸掉一些水分，让食材较鲜脆。

**材　料**（2人份）

| | |
|---|---|
| 芦笋 ………… 200克 | 植物油 ………… 1大匙 |
| 虾仁 ………… 6只 | 盐 …………… 1小匙 |
| 鸡蛋蛋清 ……… 1个 | |

**做　法**

（1）用刀轻划虾背，加入盐及蛋清抓匀，放入冰箱腌15分钟。
（2）芦笋去头尾，切小段略炒，加入少许盐拌匀，盛起备用。
（3）炒虾仁至八分熟，加入芦笋拌炒至全熟。

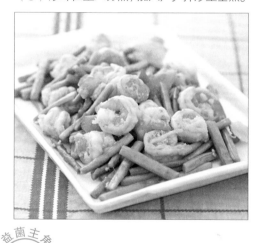

**益菌主角**

**芦笋**｜芦笋是唯一含菊糖（inulin）的蔬菜，能供应**大肠益菌养分**，及抑制酵母菌滋长，维持消化系统运作，有助于排气、排水。它还富含**叶酸、核酸**、维生素A、B族维生素、维生素E、微量元素，是抗癌防老"明星"。

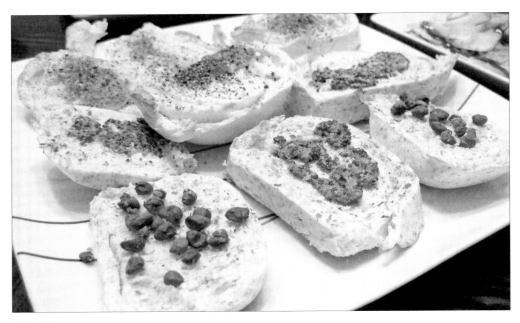

## 16 切片控制分量
### 〈地球杂粮馒头〉

食物切片、切小块，一则促进食欲，比较没有压力；二则主要是为了怕吃太多，为减重者做饮食管理，方便计算摄取量。这道**烤馒头**出自我的创意食谱，选用的是杂粮馒头（**每100克中的膳食纤维比白馒头多2～3克**）。馒头切片后先进烤箱烤，之后再抹上各种家里常备的酱料，如**西式大蒜酱、腌酸豆、韩式海苔酱**……我尝试过二三十种不同的吃法，还在继续研发中，最特别的就属台式鹅油了，只要抹一点点就清香扑鼻，风味很棒。

**材　料** (2～3人份)

| | | | |
|---|---|---|---|
| 杂粮馒头 | 2个 | 腌酸豆 | 2大匙 |
| 鹅油 | 2小匙 | 韩式海苔酱 | 少许 |
| 大蒜面包酱 | 3大匙 | | |

**做　法**

（1）馒头切片，1个切3～4片，可做不同口味。

（2）馒头片铺在烤盘上，进烤箱烤约5分钟，依分量设150～175℃；过程中检查馒头表面呈金黄微酥即可取出，不宜偏焦。

（3）趁热，一片一味涂抹上喜欢的酱料，大快朵颐。

*提味配角*

**腌酸豆**｜我虽然用**鹅油**抹烤馒头，但油脂类还是少量吃为好。倒是腌过的**酸豆**有开胃整肠的作用，不怕酸者可以尝试下，它是很多地中海料理中都会用到的重要配角。酸豆其实是刺山柑的花蕾，只是看起来像豆子。

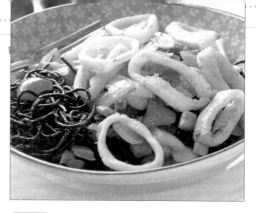

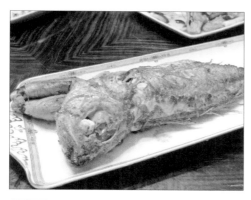

## 17 〈青谷烤鲜鱼〉

鱼、鸡、鸭取代猪、牛、羊

友人来聚会时，烤鱼、清蒸鱼是方便又健康的选择。一次朋友带来现捞的烤鱼之王**"红喉"**，烤起来肉质细致，而且**脂肪少**，跟秋刀鱼的油润相反，又比软嫩的鲷鱼Q弹。鱼肚里还有满满的鱼卵，煎、烤、炸都好吃，但鱼卵属高胆固醇食物，勿多食。

**材　料**（2~3人份）

| | | | |
|---|---|---|---|
| 红喉 | 1尾 | 植物油 | 少许 |
| 盐 | 少许 | 铝箔纸 | 适量 |

**做　法**

（1）鱼洗净，取出鱼卵，鱼身抹薄盐。
（2）铝箔纸上抹点植物油，摆鱼，进烤箱，约250℃烤10分钟，翻面烤5分钟。
（3）鱼卵可煎、炸、烤。炸、烤时包铝箔纸以免鱼膜爆裂。

**低脂配角**

**白带鱼**｜建议食用生态法捕捞、来源地渔业管理较完善的本产海鲜，如白带鱼、鲭鱼、虱目鱼、吴郭鱼、香鱼、蛤蜊、龙虾。白带鱼富含健脑的**镁、DHA、维生素D**，鱼腹之外部位都是低脂，但需注意鱼皮富含嘌呤。

## 18 〈海鲜墨鱼面〉

鱼、鸡、鸭取代猪、牛、羊

自从割掉胆、致力于减重以来，我大多改用禽肉、海鲜、豆类，来取代畜肉，这样能少摄取脂肪，获得适量的蛋白质。清炒海鲜、彩椒搭意式墨鱼面，比肉酱面清爽、营养均衡，且食材GI值都较低，食用后不会很快就感觉肚子饿，血糖较稳定。

**材　料**（1人份）

| | | | |
|---|---|---|---|
| 墨鱼意大利面 | | | 90克 |
| 中卷 | 30克 | 蒜头 | 3瓣 |
| 青椒 | 1/4个 | 罗勒 | 3片 |
| 红椒 | 1/4个 | 橄榄油 | 20毫升 |
| 青芦笋 | 1~2根 | 白酒 | 20毫升 |
| 洋葱 | 10克 | 盐 | 3克 |

**做　法**

（1）墨鱼意大利面用沸水煮熟，筋道微硬时即捞起，冲冷水放凉，加少许橄榄油拌匀。
（2）中卷切圈状，青椒、红椒、洋葱切小块，青芦笋切丁，蒜头、罗勒切碎。将所有配料炒熟，加白酒焖一下。
（3）加入墨鱼意大利面，加入橄榄油、盐拌匀即可。

**低GI主角**

**意大利面**｜比较GI值，意大利面60、糙米饭55、胚芽米70、全麦面包45，都比白饭91低。**低GI食物不一定热量低**，但它能让血糖不爆升，而且能提供有效的能量。配料的GI值中卷40、青椒26，都比肉类45低。

## 19 低脂取代高脂

### 〈猪小排汤〉

我不吃牛肉，这和曾在老家务农的情感多少有点关系。再加上推行"周一无肉日"，我连猪肉也渐渐少吃了。不过，偶尔参加**马拉松、单车赛大量运动后**，我会吃点猪脚、猪排汤来补充蛋白质和胶质。我会选热量最低的猪小排，加点高纤的莲藕用陶锅煮，清香又清肠。

**材　　料**（2~3人份）

| 猪小排……… 300克 | 盐…………… 少许 |
| 莲藕……… 200克 | 饮用水……1500毫升 |
| 莲子………… 30克 | |

**做　　法**

（1）猪小排切块，清洗后汆烫。
（2）莲藕、莲子洗净。莲藕削皮，切厚片，用盐水泡10分钟以去腥。
（3）所有材料放入陶锅，加1500毫升饮用水，用中小火煮30~40分钟，加盐调味即可。

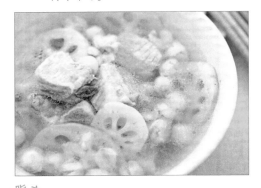

**低脂主角**

**猪小排** | 每100克猪肉**热量**：猪小排249千卡＜猪蹄膀331千卡＜梅花肉341千卡＜去皮五花肉393千卡；**脂肪**：猪后腿瘦肉2.8克＜猪后腿肉3.7克＜前腿肉4.3克。

## 20 低脂取代高脂

### 〈蒜泥土鸡汤〉

鸡汤做法简单，且滋补鲜美。计算每100克肉中的脂肪，鸡胸肉比猪里脊少9.3克。用土鸡肉、乌骨鸡、放山鸡取代肉鸡更棒。用苦茶油、橄榄油、高油酸红花籽油、芥花油取代麻油、猪油、奶油，健康又不腻口。

**材　　料**（2~3人份）

| 土鸡…………半只或400~450克 |
| 蒜泥………… 30克　盐………少许或不加 |
| 冷榨苦茶油…30毫升　饮用水……1500毫升 |
| 酱油………… 10毫升 |

**做　　法**

（1）土鸡切块，汆烫至肉色略变白捞起，冲冷水、沥干。
（2）鸡块入锅，加入蒜泥、冷榨苦茶油、酱油。
（3）盖锅盖，用中小火炖35分钟，起锅前略试汤头加盐调味即可。

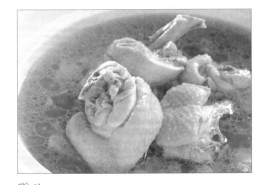

**低脂主角**

**鸡肉** | 依做法计算每100克鸡肉中的脂肪量，水煮比油炸少3~6克，去皮比带皮少4~5克，又以鸡胸肉部位脂肪最少。所以，**水煮去皮鸡胸肉最低脂**。

# 动

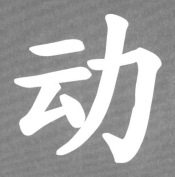

## PART**6**

### 【 这么简单！】

# 还需要运动保健、
# 医生为你把关

▶ 对肠胃好的运动 & 青谷院长一日生活初公开
▶ 肠胃保健品的食用注意事项
▶ 肠胃保健 & 治疗常见疑问

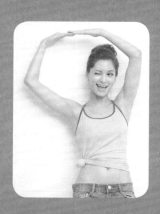

# 对肠胃好的运动 & 青谷院长一日生活初公开

与我相熟的亲友们都知道，这两年来，我除了忙于医院看诊的工作，还会固定跑步、游泳、爬山、骑单车。同时，我也乐当**家庭煮夫**的角色，几乎天天都回家料理午餐和晚餐。此外，只要一有空闲，我更是拉着太太赶场参加音乐会、看表演，或是开车到郊外踏青，或干脆出国探视在美求学的两个儿子，或到日本旅游玩耍。

大家总笑我是"过动中年人"，但也很好奇我究竟是从哪来的那么多时间和精力。我由衷地告诉大家："**越忙，越要运动！**"因为运动是除了正确饮食之外最重要的健康与长寿之道；只要天天维持规律的作息，并且保持固定运动的习惯，就能带动身体新陈代谢，促进心肺机能强健，保持消化肠道通畅，进而让你的思绪灵敏、身心无负担。无形之中，做任何事都能事半功倍，让生活中的每一分钟都愉快精彩。

★接下来，我以自己一天24小时的生活安排来说明"规律作息，天天运动"的实践法。必须稍加解释的是，由于我每天看诊的时段并不一致，我以较常驻诊的时段状况为例，希望能翔实分享个人的保健之道。

◀2012年12月和太太与好友们登上北大武山（海拔3092米）。

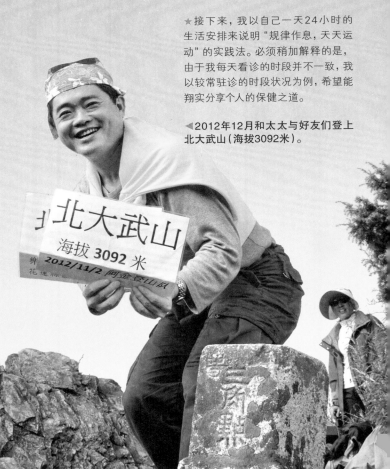

再忙也要做运动

## 青谷院长24小时这样过

▶户外运动,尤其是登山,要结伴同行,而且做任何运动前都要做热身运动10分钟以上。(北大武山)

◀参加马拉松(中国台湾、日本东京等)、三铁、横渡日月潭等,是我减重健身的目标。虽然全马(42.195公里)的成绩还有待提高,但我学到了配速和倒走的诀窍。

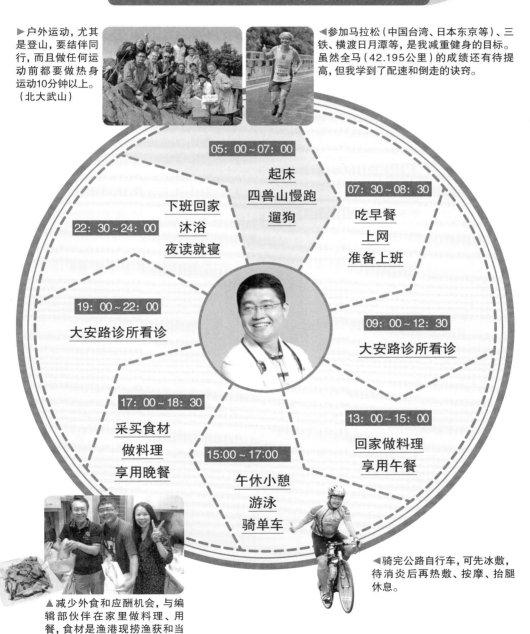

**05:00～07:00**
起床
四兽山慢跑
遛狗

**07:30～08:30**
吃早餐
上网
准备上班

**下班回家**
**22:30～24:00**
沐浴
夜读就寝

**19:00～22:00**
大安路诊所看诊

**09:00～12:30**
大安路诊所看诊

**17:00～18:30**
采买食材
做料理
享用晚餐

**15:00～17:00**
午休小憩
游泳
骑单车

**13:00～15:00**
回家做料理
享用午餐

▲减少外食和应酬机会,与编辑部伙伴在家里做料理、用餐,食材是渔港现捞渔获和当季蔬果。

◀骑完公路自行车,可先冰敷,待消炎后再热敷、按摩、抬腿休息。

117

# 肠胃保健品的食用注意事项

## 1 益生菌
（Probiotics）

**主要作用** 日常食物常带有各种微生物，有些会致病中毒，有些可**增强肠内菌丛品质**，后者统称为益生菌。其种类繁多，效能各异，包括：改善乳糖不耐，抑制肠道坏菌生长，抑制腹泻，促进肠道吸收，降低轮状病毒感染，调节免疫力，有助于预防胃溃疡及胃癌等，都是借由改善肠内微生物生态平衡来促进健康。

**注意事项** **益生菌喜欢高纤的环境，不喜欢肉类和葡萄糖，**所以应多搭配蔬菜、水果及海藻，以获得加倍效果。

**适用对象** 适合运动少、压力大、睡眠不足、饮食不正常、不常吃蔬菜者，尤其是痔疮、大肠憩室患者。但特定对象根据不同食品特性，需考虑该益生菌可能造成不良影响，例如，痛风者不宜吃豆类发酵品，过胖者不宜吃市售加糖的酸奶来摄取益生菌。体重超重、偏食、便秘的学龄儿童、青少年，也可以由医生评估后，适度服用益生菌。

## 2 乳酸菌
（Lactic Acid Bacteria）

**主要作用** 乳酸菌是益生菌中最重要的一群，指能够代谢糖类、产生大量乳酸的细菌，包括乳酸杆菌（Lactobacillus）、链球菌（Streptococcus）等，和大家熟悉的嗜酸乳杆菌（Lactobacillus Acidophilus）。乳酸菌可增加体内好菌，产生抗菌物质，去除肠内病菌，减少肠胃病发生，增强免疫力，还有助于降低胆固醇含量，降血压、抗肿瘤。

**注意事项** **建议饭后吃效果较好，**因为空腹时胃中酸碱值低，乳酸菌容易被胃酸及胆汁杀死。饭后胃中酸碱值上升，乳酸菌较安全，并保有大量活性乳酸菌。此外，乳酸菌只能在人体内停留几天，**所以天天补充为佳。**

**适用对象** 适合常外食、小腹突出、易消化不良、乱排气、排便不顺者，以及三高、肌肤干燥、长期服用抗生素等药物者。

**5 种常见的肠胃好帮手，吃得不对，不如不吃！**

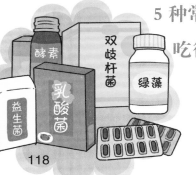
酵素　双歧杆菌　绿藻　乳酸菌　益生菌

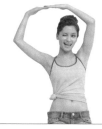

## **3** 双歧杆菌
（ Bifidobacterium ）

**主要作用** 双歧杆菌就是B菌，是新生儿肠胃中最早进驻的菌种，为人体天然益生菌，也属于乳酸菌，旗下有三十几种菌株。其功能包括：减少及抑制大肠菌等腐败菌滋生，改善腹泻、乳糖不适症、胆固醇浓度，以及预防癌症等；**同时有合成B族维生素、促进营养吸收的作用。**

**注意事项** 大部分B菌厌氧，对胃酸、胆盐的耐受性也很差，因此如由体外补充，多半无法真正进驻肠道发挥作用，也无法在含氧量高的肠胃中存活。所以选购时，**应评估其是否属于耐胃酸、胆盐的活性乳酸菌。**

**适用对象** 目前市售的B菌产品，多针对促进排便、维持消化道机能，较适合排便困难者。

## **4** 酵素
（ Enzyme ）

**主要作用** 酵素（酶）是一群由氨基酸组成的活性蛋白质，负责带动人体代谢的各种化学变化。**但人体制造的酵素总量有限，必须从日常饮食中补充。**生食蔬果是摄取酵素的首选，市面上也有酵素产品可选择，多半强调有助于代谢、排解宿便、美化肌肤、消除疲劳。

**注意事项** 酵素有**不耐高温**的特性，且不同的酵素唯有与特定**受质**进行结合，才能发挥作用。所以选购时，需检视：是否提到结合对象？最佳吸收部位是哪儿？如何才能保持活性到反应发生？

**适用对象** 大多数市售酵素产品都属于**食品**或**保健品**，较无适用对象上的疑虑。但不同体质的人对同一酵素的反应可能不同，所以若消化系统不佳，或刚动完手术者，都应避免食用，以免可能造成肠胃蠕动过度、腹泻、抗凝血等副作用。

## **5** 绿藻
（ Chlorella ）

**主要作用** 这里所指的绿藻，专指应用于食品的微球藻或小球藻，是一种微小的单细胞植物。**它不但富含蛋白质，且属于碱性食物。**其作用包括：增加血液中白蛋白含量，帮助身体移除重金属及毒素，保护肝脏，强化解毒机能，改善消化系统，帮助排便，平衡身体酸碱值，稳定血糖，重建神经及免疫系统，预防慢性病及癌症等。

**注意事项** 市售绿藻产品多以补充蛋白质、顺畅排便、强化身体机能为目的，但**痛风、限蛋白患者，宜先询问医生。**

**适用对象** 适合需控制饮食的心血管病、高血压、糖尿病患者，熬夜或疲累的上班族，需补充蛋白质的老年人、孕妇、挑食儿童等，排便障碍者也可参考食用。

★所有市售保健品若有国家认证的标志或第三方机构安全性证明，则相对较有保障。

## Q1 突然肚子痛可能是什么原因？要看哪一科？

A 肠胃在人体中占很大的空间，相关病症林林总总，也常互有交集。当你因为**肚子痛**而前往求诊时，医生大多会依照疼痛发生的部位，即器官位置，来进行病因分析与诊治。

如果肠胃剧烈疼痛而且持续不断，请马上挂**急诊，或找你的家庭医生**帮忙。但若疼痛状况轻微，或经常性、不定期发生，则挂**内科**或胃肠肝胆科。一般而言，经医生初步检查与判断后，如有必要，再转至合适的科别医生做进一步处理。

〈右上腹、上腹部疼痛〉可能是急性或慢性肠胃炎、肝炎、消化性溃疡、胆囊炎、胆道结石、憩室炎、泌尿道结石、肝胆胰癌症痛，甚至是心血管疾病、心绞痛、心肌梗死。

〈右下腹部疼痛〉可能是急性或慢性肠胃炎、盲肠炎、结肠炎、肠躁症、肾泌尿道结石；或是妇科方面的卵巢炎、排卵问题、子宫外孕、子宫肌瘤、卵巢肿瘤、骨盆腔发炎等。

〈左上腹部疼痛〉可能是急性或慢性肠胃炎、消化性溃疡、食管炎。

〈左下腹部疼痛〉可能是憩室炎、肠躁症、发炎性大肠疾病、肾泌尿道结石、便秘、肠阻塞。

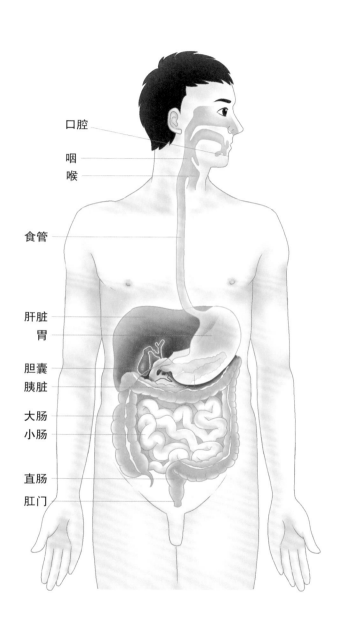

口腔

咽
喉

食管

肝脏
胃

胆囊
胰脏

大肠
小肠

直肠
肛门

## Q2 胃镜检查如何进行？能看出什么问题？

**A** 胃镜检查的全名为**上消化道内视镜检查**，通常是对长期腹痛，或X线检查发现上消化道有问题的病人所做的检查，可以很清楚地看出上消化道之疾病，如食管炎、胃炎、食管溃疡、胃溃疡、十二指肠溃疡、胃息肉、食管癌或胃癌等，其诊断效果十分可靠。

胃镜是用一条直径0.5～1厘米的黑色细长管子，以照相原理将"光纤维"的导管，从口腔或鼻腔送入胃部，检查食管、胃、十二指肠（小肠上端）等部位，使上述部位的影像显示在电脑屏幕上，帮助医生清楚地观察上消化道内的状况，检查其病变情形，**检查时间为5～15分钟**。

若发现有静脉曲张、息肉等情形，可做切除手术；若发现肿瘤及出血源，则可做进一步的检验，了解真正的原因。

传统胃镜的导管是从口腔进入，叫**经口胃镜**；近年有新式的经鼻胃镜，导管是从鼻腔进入食管。在做这两种胃镜检查之前，都需先喝胃乳增加润滑度以保护胃壁，以及在口腔或鼻腔抹喷局部麻药，减少异物感；侧躺检查时，要尽量放轻松，以便检查更顺利。当然，医生的技术也要安全、仔细才行。

一般认为经鼻胃镜有相对较多优点，初行者或已有消化道病症者做复检时，值得考虑。不过，因受检者配合度或医生技术等因素，检查过程中可能会轻微擦伤鼻腔黏膜。真的害怕胃镜检查的人，也可以请麻醉医生帮忙。

**经鼻胃镜的优点：**
○ 导管较细，口径只有5.9毫米，异物感较小，安全度较高。
○ 路径从鼻腔直接进到食管，避开喉头反射区，减少呕吐、流泪。
○ 耐受度较高，过程中可与医生对话，了解状况较安心。
○ 麻醉效果当场恢复快。
○ 管径小，对张口困难、食管狭窄、口腔癌、放置鼻胃管、虚弱等病患来说复检适宜。

## Q3　胃食管反流是什么？该如何改善？

**A** 胃食管反流是现代人常见的疾病，以胸骨后方或下方、心窝处出现烧灼性疼痛为主要症状，所以又有**"火烧心"**之称。一般多在吃完辣、酸的食物，或吃太多肉，以及过量饮酒之后出现。根据美国2005年的治疗准则定义，胃食管反流（Gastroesophageal reflux disease, GERD）是指因反常胃部内容物反流，导致食管黏膜伤害或产生相关症状的疾病。

事实上，**正常人一天会有好几次的反流**，但有些人会因为胃和食管之间**贲门**括约肌功能不佳、肥胖导致腹内压力过高、胃及食管接合角度改变等因素，造成胃部内容物反流到食管次数频繁，致使食管受损、咽喉及呼吸道发炎等。虽然胃食管反流是属于慢性、复发性的疾病，但严重的话，可能导致**食管癌**、**胃癌**的发生。所以，若出现胃酸、胃糜反流症状，必须尽快调整饮食方式及生活形态。

（1）**避免食用刺激性食物**，包括辣椒、咖啡、茶，以及巧克力、肉类、烟酒等，都应少吃，甚至戒除。

（2）**睡前不要吃夜宵**，就寝前2～3小时不应再吃太多东西，避免刺激胃酸往上反流。

（3）**进食后切勿立即躺下**，以免食糜反流、贲门松弛。

## Q4　医生说要多吃蔬果促进肠胃蠕动，能用酵素、纤维类的保健品代替吗？

**A** 十几年来，我一直在提倡多选吃**当令的生鲜蔬果**，因为它们含有丰富的**维生素**，尤其是许多**酵素**、**膳食纤维**及**抗氧化成分**，而且通常较经济实惠。所以，从生鲜蔬果中摄取身体所需的养分，是最好的保健方式。

但若无法从日常饮食中正常获取，那么，不妨适量斟酌采用市面上检验合格的保健品予以补充。但切忌因此依然大吃大喝、生冷不忌、吃香喝辣、烟酒不断，以免造成肠胃道的过度刺激或其他伤害。

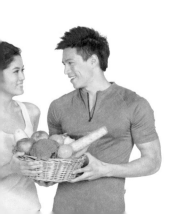

## Q5 经常有便秘问题，该怎么办？

**A** 现代人生活忙碌，压力大，三餐饮食不正常，又嗜食辣椒、浓咖啡、碳烤和油炸等缺乏**膳食纤维**的食物，加上焦虑失眠、自律神经失调、肠易激综合征等问题，久而久之，肠胃壁受损、肠道蠕动变慢，出现硬便、便秘也不足为奇。所以，如果要解除便秘困扰，起码要做到：多喝水、多运动、多吃蔬果、多吃粗食。

此外，**养成每天有足够的时间轻松上厕所**。症状严重者，医生可以适量开软便剂治疗，或针对肠易激综合征、自律神经失调做治疗，也可以用**结肠灌洗疗法**来辅助清肠。

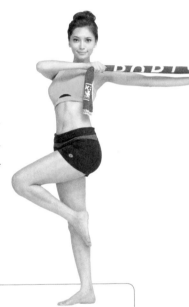

### 多喝水
**每天建议饮水量 ＝
40毫升 × 体重（千克），
保持粪便柔软。**

### 多运动
健走、慢跑、伸展操等，
能带动消化道肌肉作用，
有助于吸收养分、排除宿便。

### 多吃蔬果
蔬菜、水果，
远比肉类容易消化，
预防消化液失衡和积粪。

### 多吃粗食
多吃富含纤维的全谷食物，
少吃加工的精致食物，
促进肠道蠕动。

## Q6 〖预防肠道病变，通常要做哪些检查？〗

**A** 大家经常听到的"肠道"一词，多半是指大肠，它全长约150厘米，包括**盲肠、阑尾、结肠、直肠**和**肛管**五部分，主要功能在于吸收食物残渣中的水分及形成粪便。

近年来，大肠癌（含结肠癌、直肠癌、肛门癌）已跃升并蝉联中国台湾地区发生率最高的癌症。针对大肠方面的问题，通常会先以**粪便潜血**进行初步筛检，若呈阳性反应，再做**结肠镜**、**大肠镜**检查，以确认该部位是否有病变或肿瘤发生。

### 大肠各部位名称

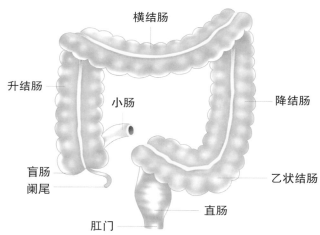

| 检查项目名称 | 检查方法 | 侵入程度 |
|---|---|---|
| 粪便潜血检查 | ·利用采便管采集少许粪便，再通过专业仪器检查粪便中微量血液的反应是否有异状；<br>·若连续3次粪便潜血检查结果都呈现异常，建议再做进一步筛检，以降低误判率 | 于体外进行，无侵入性 |
| 结肠镜检查 | ·通过一条可弯曲、有光线的管子，检查肛门、直肠到乙状结肠，这是大肠癌最常发生的部位；<br>·由于仅检查部分大肠，所以仍有20%～30%的大肠癌无法经由此类检查筛检出来 | 中度侵入性检查 |
| 大肠镜检查 | ·通过一条可弯曲、有光线的管子，检查直肠和整段大肠，若检查过程中发现不正常息肉或组织，可取部分进一步检查；<br>·是目前准确度最高的筛检法，准确度达95%以上 | 较高度侵入性检查 |

## Q7 最近听说一种结肠灌洗疗法，与大肠水疗法有何差别？

A　曾有位100多岁的知名女性，公开说自己是借由大肠水疗法来清肠整肠、抗老养生，从而掀起一阵水疗风潮。大肠水疗法是一种彻底清洗结肠的方法，它只用温水，而非化学剂或药剂清洗结肠。其主要用途在于促进代谢、排除宿便，帮助肠道排毒，并于疗程同时重建结肠肌肉正常蠕动，帮助回复直肠、结肠的运作。肠胃专科医生通常称之为**"清洁性灌肠"**，主要针对有排便障碍、肠胃蠕动困难的病患，建议进行此辅助性疗程。

　　从字面上来看，其实结肠灌洗疗法与大肠水疗法的作用一样，都是针对结肠部位进行彻底清洁。不过，两者的主要差异在于进行疗程时所使用的辅助系统器具。由于大肠水疗法已有二十年左右的历史，所以，**当较先进的医疗辅具**被研发出来时，并**被中国台湾有关部门认定为医疗辅助设备之后，便以"结肠灌洗疗法"来加以区分**。在临床使用上，进行大肠水疗法时，当医护人员将定量的水注入直肠后，病患需起身到厕所排便，再回到床上，继续灌洗、排便，一次又一次，直到清洗干净为止。而结肠灌洗疗法则因为设备具有较人性化的体贴设计，所以病患无须起身来回排便，直接排出，且仪器更精细，过程少有不适感。相较之下，结肠灌洗疗法更加便利、卫生、舒适。

**结肠灌洗疗法：**
**全程躺式清肠，**
**不需起身排便**

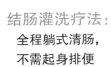
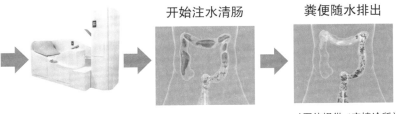

开始注水清肠　　　粪便随水排出

（图片提供／安婕诊所）

| | 结肠灌洗疗法 | 大肠水疗法 |
| --- | --- | --- |
| 便利性 | 具有洗涤盆设计，病人可直接排便 | 没有排泄设计，病人需起身数次 |
| 适用性 | 插入肛门的导管符合任何人的尺寸，病人可自由控制 | 有3种不同尺寸的大型导管，较不易清空肠内秽物 |
| 卫生性 | 没有外泄疑虑，为病人提供干净、舒适的空间 | 粪便常在处理过程中外泄，容易造成病人不自在 |

# 附录

# 做好肠胃保健，
# 7天清肠

➤ 你需要清肠吗？check一下，你的排便是否正常、顺畅？

➤ 你有便秘现象而不自知吗？你了解自己的便秘类型吗？

➤ 注意！进行肠道大扫除前，要先了解自己的肠类型！

➤ 你经常腹胀、放臭屁吗？大豆、姜、蒜和酸奶是特效救星！

➤ 一周清肠计划，利用天然饮食，就能让肠道清洁干净！

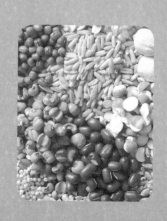

# 你需要清肠吗?
# check一下, 你的排便是否正常、顺畅?

你的肠道健康吗? 只要观察一下自己的排便状况, 便不难判断出肠道是否有问题。因为我们吃下的食物, 会被胃肠道分泌的酶及肠道微生物所分解。之后, 针对有用的营养素等物质, 肠壁会加以吸收; 而无用的残渣或有害物质, 则会形成粪便, 通过排泄系统排出体外。换句话说, 大便就是肠道每天工作的产物, 所以从排便的次数、时间, 以及大便的颜色、形状等, 即可看出肠道功能的好坏。

现在, 就通过下面5个问题来检测一下你的肠道状况吧!

## Q1 你多久排便一次?

**A** 如果每天都有定时排便的习惯, 那表示你的肠道功能运作稳定。但大体上来说, 只要每周排便不少于3次、每天排便不超过3次, 这样的频率都在正常范围之内。

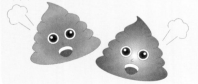

## Q2 你每次排便要花多长时间?

**A** 正常的排便时间为5分钟到10分钟。若每次排便都觉得很困难, 且要花二三十分钟, 那么, 这代表你有便秘的倾向; 相反的, 若排便"太顺畅", 往往不到30秒就结束, 而且大便总呈稀软状, 那可能意味着你的肠道功能运作不佳, 消化功能有问题。

**Q3 你的大便是什么颜色？**

**A** 大便颜色受到胆色素的影响，在正常的状态下，应呈黄色或黄褐色，至于会有深浅差别，则多因食物颜色不同引起。一般来说，素食者的大便颜色偏浅，肉食者的大便颜色较深；若大便呈红色、黑褐色等异常颜色，则可能是由消化道出血导致，必须尽快就医诊治。

**Q4 你的大便是什么形状？**

**A** 最佳的大便形状应如香蕉状，直径2～3厘米，长约15厘米，且软硬适中，含水量为60%～70%。大便若偏硬、呈块粒状，犹如兔子粪便，即有便秘现象；若呈稀泥、水便状，则含水量已超过80%，属于腹泻状态。而如果常态性呈现便秘或腹泻的症状，就表示肠道不健康，应进一步检查确认是什么问题。

**Q5 你的大便气味如何？**

**A** 大便的气味可以反映出肠道环境的好坏。如果体内有益菌足够多、肠道健康，那么，大便就不会特别臭；相反的，如果肠内坏菌大量繁殖，食物进行分解作用后，就会产生吲哚、粪臭素等有毒物质，导致大便很臭——简单来说，大便有臭味，就是肠内环境恶化的最佳证据。虽然有时摄入肉较多，或因食用大蒜等气味较重的蔬菜，也会导致大便有强烈气味的产生，但那往往只是一时的，只要饮食清淡，就会恢复正常。所以，如果每天排便都恶臭无比，那就值得注意了。

# 你有便秘现象而不自知吗?
# 你了解自己的便秘类型吗?

怎样算是便秘? 就临床定义上来说, 若超过3天没有排便, 或大便过于干燥、坚硬, 必须用力才能排出, 甚至会因为排便困难而产生疼痛感, 或是排便量过少等, 都算是便秘的症状。换句话说, 判断是否有便秘现象的关键在于排便频率是否规律以及排便时是否舒适、顺畅。

据统计, 因便秘问题而前往求诊的病患当中, 平均每10个人中就有7位是女性, 而且其年龄多集中在20～40岁之间。不过, 值得注意的是, 这些病人有许多都是因为"没有每天排便", 就"自以为"有便秘, 甚至紧张得服泻药、用软便剂。但事实上, 这样的观念并不正确, 做法更不可取。因为有些人会在不知不觉中养成依赖泻药的习惯, 长期下来, 就会造成大肠无力、肠几乎不蠕动, 最后有可能因为便秘引发痔疮、痔漏发炎、大肠直肠炎, 甚至需要外科手术治疗, 苦不堪言。

所以, 除非你很明确自己一周排便不到2次, 或每次排便都要很久, 大便又干又硬、老是排不出来, 加上这些状况超过2周以上, 那么, 你就很可能患有常态性便秘, 最好尽快就医治疗。现代人经常会因为饮食缺水、纤维素不足, 或是生活紧张、作息不正常、忽略大便时机, 而造成慢性便秘。若不及时改善、消除, 老是让宿便停留在肠道中, 久而久之, 毒素布满全身, 就会导致更严重的健康问题。

## 想改善、消除便秘,必须先知道自己的便秘类型

每个人便秘的原因都不尽相同, 如果你能掌握自己的便秘类型, 将更有助于改善、消除便秘的状况。现在, 请花几分钟回答下页问诊单里的问题, 看看自己符合几项。

# 便秘类型问诊单

请检视问诊单 ❶ ~ ❸ 中的各项问题，针对自己的状况勾选 "是" 或 "不是"。

**问诊单 ❶**

- 熬夜，睡眠时间多在6小时以下 　是 □ 不是 □
- 过劳，经常觉得工作或生活压力大 　是 □ 不是 □
- 容易焦虑，一遇困难、失败就很沮丧 　是 □ 不是 □
- 慢性肩膀酸痛 　是 □ 不是 □
- 早上通常没有便意 　是 □ 不是 □
- 一天上厕所（包括排尿）的次数在6次以下 　是 □ 不是 □
- 有便秘，但也容易拉肚子 　是 □ 不是 □
- 不常泡澡，洗澡多采用淋浴方式 　是 □ 不是 □
- 饮食不正常，有时一日多餐，有时不吃 　是 □ 不是 □
- 习惯以大吃大喝来舒缓压力 　是 □ 不是 □

**问诊单 ❷**

- 不吃早餐 　是 □ 不是 □
- 喜欢肉类与浓重口味的菜肴 　是 □ 不是 □
- 蔬菜吃得不够 　是 □ 不是 □
- 几乎不吃水果 　是 □ 不是 □
- 水分摄取不足 　是 □ 不是 □
- 晚餐经常过量 　是 □ 不是 □
- 想要减肥，所以不摄取油脂 　是 □ 不是 □
- 一吃芋薯类食物，肚子就容易胀 　是 □ 不是 □
- 大便或放屁很臭 　是 □ 不是 □
- 排便经常呈很硬的状态 　是 □ 不是 □

**问诊单 ❸**

- 要花很长时间才能把大便排出来 　是 □ 不是 □
- 经常超过3天以上没有排便 　是 □ 不是 □
- 排便时会觉得肛门有疼痛感 　是 □ 不是 □
- 经常服泻药或用软便剂 　是 □ 不是 □
- 排便后，还是觉得没有排干净 　是 □ 不是 □
- 有痔疮 　是 □ 不是 □
- 感觉到便意时，常会忍着不去上厕所 　是 □ 不是 □
- 坚持不在自家以外的地方排便 　是 □ 不是 □
- 不常运动 　是 □ 不是 □
- 腹肌运动如仰卧起坐做不到10次以上 　是 □ 不是 □ **解析见下页 ▶**

# 便秘类型大解析

## 问诊单❶中
## 回答"是"比较多的

### 压力型

　　因为精神压力过大、自律神经失调，造成肠蠕动变得迟钝。由于促进排便的肠道功能低下，有些人甚至会出现既便秘又拉肚子的肠易激综合征的症状。

【对策】需培养规律的饮食与作息习惯，并多做腹式呼吸、泡澡，或是瑜伽、伸展操等运动来舒缓压力。

## 问诊单❸中
## 回答"是"比较多的

### 直肠·肛门型

　　虽然大便已被送到直肠部位，但因直肠与肛门功能出现问题，致使排便信号无法被传送到大脑，所以患者就会对便意无感。久而久之，肠与脑之间的合作关系生疏，让排便指令更加难以传达与执行，于是形成"不需排便型"的便秘。此外，高龄者也有可能是因为肌力衰退，负责压送大便的腹肌、肛门括约肌等肌力低下，不容易压出大便，所以造成宿便滞留。

【对策】调整肠内环境的同时，也要借由提肛、蹲马步之类的"肛门运动"来加强肌力、促进排便。

## 问诊单❷中
## 回答"是"比较多的

### 肠蠕动不全型

　　因为肠胃环境差、食物纤维摄取量不足，造成肠活动低下、肠内大便滞留。而一旦滞留的大便在肠内发酵、产生毒素，坏菌就会增加，致使肠内环境更加恶化，肠运动变得愈发困难，渐渐地，大便就愈难排出。

【对策】请务必改变错误的饮食习惯，多吃蔬果，少吃肉食，并要避免熬夜，努力改善肠内环境。

## 问诊单❶～❸中
## 各回答"是"的有3个以上

### 复合型

　　由压力、饮食、作息、肌力差等种种前述原因相互影响导致便秘。

【对策】需检视造成肠道压力的不良习惯以改善肠内环境，并多做有助于提高排便力的肛门训练等。

### 便秘类型

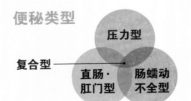

复合型

压力型

直肠·肛门型

肠蠕动不全型

# 原来便秘和自律神经大有关系

找出你的便秘类型了吗？——在这里，我想要再提醒大家的是，不管造成便秘的原因是什么，其实，都和自律神经有关。

自律神经贯穿全身，是维持体内环境稳定的重要系统，其主要作用在于联结和统合各器官，对于呼吸、心跳、体温、排汗、消化、泌尿等功能影响甚大。从字面上看，不难理解它具有"自行管理"的特点，不必经由大脑下达指示，即可进行控制作用。

自律神经可分为专司振奋情绪的交感神经，及专司放松情绪的副交感神经。它们的运作有一定的节奏，犹如跷跷板两端，彼此牵制以达平衡——基本上，交感神经从早上开始活动，在中午达到高峰；副交感神经从傍晚开始活动，在深夜达到高峰。交感神经作用时，心跳加快，血压上升，呼吸系统扩张，胃部松弛，肠道活动减缓；副交感神经作用时，心跳徐缓，血压下降，呼吸系统收缩，胃部收缩，肠道活动增加。

由于肠的蠕动是<u>由副交感神经所支配</u>，因此，<u>想要避免便秘，首先就得增强副交感神经的活动</u>。一旦压力、紧张消除，肠蠕动变得活跃，大便就会容易排出，肠内环境也会变好。

## 治疗便秘的关键3件事

**❶ 睡眠要充足，别做夜猫子**

深夜12点以前一定要睡觉！因为这段时间是副交感神经作用达到高峰的时候，也正是肠活动最活跃的"肠道黄金时间"。如果此时不睡，体内时钟就会错乱，长期日夜颠倒，副交感神经的功能自然会越来越低下。

**❷ 饮食要正常，必须吃早餐**

吃东西时，交感神经上扬；吃完东西后，则副交感神经上扬。由于消化活动会按照一定的节奏进行，所以，为了促进肠蠕动，一天3餐必须正常。尤其是早餐，因为早晨是自律神经系统由副交感神经切换到交感神经活动的重要时段，若不吃早餐，就会导致属于消化系统的胃肠道功能衰弱。

**❸ 晚餐不要拖，9点前吃完**

晚餐需在睡前3小时完成。吃完东西后，副交感神经上扬，体内开始进行消化与吸收。若这时睡觉，肠道的消化与吸收作用就会不够充分，因而造成便秘。

## 注意！进行肠道大扫除前，
## 要先了解自己的肠类型！

很多有便秘问题的人会问："为什么我明明吃了很多富含纤维素的蔬菜、水果，但便秘还是没有改善？"或是"我一起床就喝盐水、蜂蜜、优酪乳，但为什么大便还是解不出来？"其实，最主要的原因是没有配合"肠类型"来摄取食物。

由于便秘属于消化系统方面的疾病，与食物有很大的关系，所以，不只是中医，近来也有越来越多的西医临床数据显示，如果病患没有针对自己的肠道形态来吃"对的东西"，不但无法消除便秘，还有可能带来反效果。所以，越是便秘严重，越需要制订"肠道大扫除计划"，就越有必要先对自己的肠道形态有所了解。

### 你是肠热型便秘，还是肠寒型便秘？

请先浏览下页问诊单，判断一下自己的肠道类型，然后才能对症下药，借由正确的食疗方式来改善肠道环境与便秘问题。

这份问诊单融合了西医临床症状以及中医传统观点，将便秘问题肠道分为肠热型、肠寒型以及泻药依存症型三大类。除了最后一类是因为依赖药物成性，必须求助专业医师来加以治疗之外，其余两种都可借由平日的饮食调养来慢慢改善便秘。

例如，调味时，不妨以蜂蜜、果糖、麦芽糖、葡萄糖等"低聚糖"，来取代一般砂糖。因为低聚糖具有不被人体胃酸破坏、无法被消化酵素分解的特点，加上能有效促进肠内有益菌的生长与繁殖，所以不但热量低，还能降低肠道内的酸碱值、抑制坏菌生长、帮助促进肠蠕动。因此，无论是肠热型便秘者，还是肠寒型便秘者，都很适合使用此方式来改善便秘。

## 问题肠道类型问诊单

请在符合自己项目的□中打✓

### 问诊单 A

- □ 经常腹胀
- □ 喉咙、眼睛等部位容易肿胀
- □ 已有使用泻药的习惯
- □ 脸色偏红，容易上火
- □ 常常觉得口渴，喜欢吃冰冷的食物

### 问诊单 B

- □ 虽然已经多喝水、摄取纤维质食物、常补充乳酸菌等，但便秘没有改善
- □ 偶尔排便顺畅，但呈软便状态
- □ 摸肚子时，感觉肚子冰凉的
- □ 容易手脚冰凉
- □ 已有使用泻药的习惯

### 问诊单 C

- □ 有使用泻药的习惯，而且已经超过一年
- □ 长期便秘，体重不变，但腹围增加
- □ 使用泻药及软便剂越来越频繁

### 详解

上述3个问诊单中，符合某一项目越多者，即代表其问题肠道属于哪一型。

| 问诊单 A 中 打✓多的人 | 问诊单 B 中 打✓多的人 | 问诊单 C 中 打✓多的人 |
| --- | --- | --- |
| **肠热型** | **肠寒型** | **泻药依存症型** |
| 因为热潜伏在肠内，需从大便中夺取水分以致大便变硬而便秘。 | 因为肠变冷使得肠功能衰退，压出内容物的力量变弱，大便就长时间留在肠内。 | 非肠热或肠寒导致便秘的问题。肠道对于药物的依赖性极高，无法单靠饮食改善。 |
| 【对策】饮用蜂蜜柠檬冷泡姜茶（参见P136）。 | 【对策】饮用橄榄油热可可（参见P137）。 | 【对策】接受医生指导。 |

# 利用天然饮料，改善肠道便秘问题

你的便秘属于肠热型，还是肠寒型？下面针对这两大类型进行相关说明，并提供天然、有效的饮品食谱，让你轻松改善便秘问题。

## 肠热型便秘

这是由于偏好辣、咸等重口味食物，饮食太油腻，或是爱喝酒、常抽烟等因素，导致热毒积聚肠内，大肠失去濡润，需从大便中夺取水分，如此一来，大便干燥变硬，就造成便秘。

这一类型的人，<u>肚子经常鼓鼓胀胀，大便形状也比较粗</u>，而且<u>全身都容易有发热红肿的症状</u>，例如喉咙肿痛、口腔干燥，容易出现口臭、溃烂等，这些都是肠内潜伏热毒的症状。

为了清热解毒，肠热型便秘的人平日应多吃竹笋、苦瓜、莲藕、水梨，以及杏仁、腰果、芝麻等食物，并可多喝菊花茶、绿茶，少喝酒。另外，这里也提供一道"蜂蜜柠檬冷泡姜茶"，所使用的材料不但天然，而且容易获取，方便随时随地准备，饮用后有助于消解肠内热毒，达到排除气体和宿便的效果。

### 肠热型排毒饮料　蜂蜜柠檬冷泡姜茶

**【材料】**（500毫升／1杯）

| 绿茶包 | 1包 |
|---|---|
| 柠檬汁 | 1大匙 |
| 生姜 | 1小块 |
| 蜂蜜 | 适量 |

**【做法】**

❶ 在500毫升冷开水中加入绿茶包（或茶叶2克），于常温或冰箱内静置4~6小时。

❷ 将约拇指大小的生姜磨成泥。

❸ 在做好的冷泡茶中，加入柠檬汁、姜泥，以及适量蜂蜜，搅拌均匀即可。

**【饮用法】**

❶ 一天2杯（共1000毫升），在饭前或两餐中间饮用。

❷ 可将中式的绿茶包或茶叶，换成西式的薄荷茶包或茶叶，具有降火排毒的功效。

❸ 做好后，可置于冰箱存放2天，所以一次最多做2000毫升就好。

❹ 若想喝热茶，可用热开水冲泡。但需将蜂蜜换成果糖之类的其他低聚糖，因为高温会破坏蜂蜜中的营养成分。

## 肠寒型便秘

这是因为肠变冷使得消化道功能衰退，导致食物残渣与毒素无法排出，于是造成大便长时间积留在肠内。

为什么肠会变冷？简单来说，就是腹部长期受寒，引起寒气内积所致，包括外在环境的低温，以及吃入肚中的冰冷食物，都是主要原因。因此，每年1～2月及7～8月是肠胃病患最多、便秘最常发生的高峰期——前者是因为冬天太寒冷，后者则是因为夏天吹冷气，又大量喝冷饮、吃冰品所致。肠一旦遇冷、被冷却，那么原有的消化与吸收功能也会被抑制，无法正常运作，从而影响排泄功能。

这一类型的便秘者，通常会有腹部发凉、四肢冰冷、容易倦怠等症状；而且，就算喝很多水，或喝很多酸奶、优酪乳，也无法改善便秘，反而会让肠子变得更冷、症状更加恶化。所以，此类型患者应该多吃能让肠道"暖"起来的食物，例如韭菜、茼蒿、洋葱、南瓜、葱、姜、蒜、辣椒，以及紫米、核桃、松子、栗子等。

另外，天然可可含有一种叫作"木质素"的食物纤维，可以刺激肠道、使肠蠕动变好，而天然橄榄油则有润滑大便的效果，并具保温作用，所以，肠寒型便秘的人可以试试这款"橄榄油热可可"，以便恢复肠道温暖，促进排便。

### 肠寒型保温饮料 橄榄油热可可

【材料】( 300 毫升／1 杯)
顶级初榨橄榄油 ⋯⋯⋯⋯ 2小匙
纯可可粉 (无糖) ⋯⋯⋯⋯ 2小匙
果糖 ⋯⋯⋯⋯⋯⋯⋯⋯⋯ 适量

【做法】
❶ 在马克杯中放入纯可可粉。
❷ 一边倒入300毫升的热开水，一边搅拌。
❸ 加入顶级初榨橄榄油和果糖，搅拌均匀即可。

【饮用法】
❶ 一天1杯即可，在晚饭后至就寝前饮用。
❷ 可将果糖换成其他低聚糖，但不能用蜂蜜，以免高温破坏其中的营养成分。
❸ 橄榄油的种类很多，请用标示纯正的"顶级初榨橄榄油"，其氧化程度最低，保温力也最强。

# 你经常腹胀、放臭屁吗？
# 大豆、姜、蒜和酸奶是特效救星！

你常觉得自己下腹凸出或肚子有膨胀感吗？你经常会在吃过东西之后就放臭屁吗？胀气、放屁，都是肠内"恶气积聚"的结果，而造成恶性气体聚集在大肠中的四大原因，就是"吃太多，吃很快，爱肉食，运动不足"——这些不良习惯会导致肠内细菌结合吃下肚的食物制造出大量恶气，若恶气聚集在腹部大肠，就导致腹胀；若自肛门排出，便导致放屁。虽然腹胀、放屁不算是什么疾病，但能反映出一个人目前肠道环境的健康状况。因此，不妨自我检测一下，看自己是否属于"胀气放屁族"。

## 腹胀排气检测表　符合2项以上的人，就有可能腹胀、常放臭屁。

☐ **总是饮食过量** ➡ 吃太多，小肠无法完全吸收所有的养分，会有部分养分被送到大肠；而肠内细菌获得大量饲料的结果，就是导致许多恶气产生。

☐ **吃饭速度很快** ➡ 吃饭速度太快，会把空气连同食物一起吃下肚，于是便导致恶气聚集在肠内。

☐ **喜欢吃肉** ➡ 肉类蛋白质分解会产生阿摩尼亚、粪臭素等臭味来源物质，因此，肉类在肠中所形成的气体很臭，相应的人体排出来的屁也很臭。

☐ **有便秘倾向** ➡ 若在肠道已积存大便的状态下又进食，会把食物残渣更推向已堵住的大肠。肠内细菌产生腐败现象，就会产生大量恶气。

☐ **运动不足，腹部无力** ➡ 腹肌无力，能将恶气压出的力量就很弱。大肠的位置一旦下垂，恶气就容易聚集。

☐ **肌肤干粗、长面疱** ➡ 体内聚集大量恶气、宿便，间接制造有毒物质并被大肠黏膜血管吸收，继而随血液输送到全身，在到达皮肤后，便会造成粗糙、痘痘、脓肿等问题。

☐ **下腹凸出** ➡ 除了内脏脂肪堆积之外，只要有恶气聚集在大肠中，也会出现全身只有下腹部凸出的状况。

# 想要消除腹胀和臭屁，多吃这些东西就对了

既然腹胀、放臭屁主要是由不良饮食习惯所引起，那么，只要改变饮食方式，细嚼慢咽、不吃过量、均衡摄取各类食物，让肠内细菌无法得到太多的养分，自然就能控制恶气的产生。

下面介绍几种食物与吃法，只要照着做，就能帮助消除肠内恶气，避免腹胀、臭屁的发生。当然，如果能够搭配适当的运动，作息正常，有效强化肌耐力，延迟腹肌老化，那么，就更不必担心胀气、放臭屁的问题了。

**早餐喝豆浆、吃豆腐** 早餐一定要吃，因为它扮演着"唤醒大肠"的重要角色。但想要大肠健康活跃，重点不在于吃得多，而在于吃得对——大豆含有丰富的食物纤维和低聚糖，能增加大便体积，促进肠内有益菌活动，所以，对于调整肠内环境、消除胀气、便秘，豆类食品有极大作用。每天早餐喝一杯无糖豆浆，或是吃一点凉拌豆腐、豆腐味噌汤等，都有助于刺激大肠的苏醒。

**每天摄取姜和大蒜** 姜和大蒜可以说是消除腹胀的特效食品，因为姜含有姜酮、姜醇、姜辣素，大蒜则含有蒜氨酸、异蒜氨酸等成分，它们能刺激肠壁、活化大肠，达到帮助恶气排出、消除腹胀的效果。此外，它们对促进大肠血液循环、调整肠道细菌平衡也有功效。每天只要吃 1 块如拇指大小的姜、2 瓣蒜，就能对肠道产生保健作用。可以将它们当作调味料生吃，也可以加入菜肴中拌炒。尤其是觉得腹部鼓胀、肠胃不适时，或是吃太油、吃太多的时候，最适合多吃姜和大蒜。

**多喝酸奶、优酪乳** 由牛奶发酵所制成的酸奶、优酪乳富含乳酸菌，而由乳酸菌所制造出来的乳酸，则能有效抑制肠内坏菌的增加，降低腐败气体的生成，从而避免腹胀、放臭屁的发生。不妨每天喝一杯酸奶或优酪乳，对于肠道环境的保健有极佳效用。

# 一周清肠计划，利用天然饮食，就能让肠道清洁干净！

经过前面单元的检测，你应该已经对自己的肠道状况有了充分的了解——如果你一个星期排便不到2次；如果你吃得不多，但体重却有增无减；如果你并不年轻，但脸上的暗疮、痘痘却老是长不停；如果你只要熬夜，就会嘴破、嘴臭——那么，不必怀疑，你的肠内环境肯定十分恶劣，必须进行彻底的"肠道大扫除"。

## 宿便是健康与美丽的大敌，非清不可

所谓"肠道大扫除"，就是要排除肠道里不该存在的"坏东西"，换句话说，就是清除宿便。宿便是指在体内积存已久的粪便，它所产生的有害物质，不但会被肠壁反复吸收，还会随着血液循环到人体各个部位，对健康造成危害。而且，就算是没有便秘问题的人，肠道中或多或少还是会有宿便的残留，如果不清理，久而久之，大肠这个原本应该负责排除秽物的器官，就会变成藏污纳垢的大毒窟了。

根据科学家研究显示，现代人因为摄取肉类、脂肪较多，肠道蠕动受到抑制，排便量较20年前下降了20%。尤其是都市人，长期便秘者体内所积存的宿便竟然超过10千克；而经过清肠、排除宿便之后，体重最少下降1千克，最多者更高达15千克之多——不但排毒，还达到了减重的效果。

同时，也因为把肠道内的秽物、毒素都排出体外了，由宿便造成的便秘、痔疮、口臭、皮肤粗干、青春痘、脓肿等问题也就通通消除了，甚至还可以促进体内环保、调节免疫力，进而达到预防大肠癌、直肠癌的功效。

# 天然饮食清肠法，不必吃药、灌肠，更不必挨刀

针对需要进行<u>清肠</u>的人，我建议，除了使用泻药、灌肠剂之外，应先从<u>最自然、最健康，适用性也最广的"天然饮食法"</u>下手。因为宿便问题是由我们摄入的食物所造成的，所以，当然也可以用"吃对食物"的方式来加以改善。事实上，只要平日饮食掌握下面三大要领，肠道发生问题的概率自然就会大大降低。

## 天然饮食清肠法三大要领

**要领❶ 多吃**粗纤维**食物，提升自体清理功能**

肠道本来就有消化、吸收及排泄的功能。举例来说，当我们吃下一个苹果，大约9小时后它会到达结肠；在停留16小时、经吸收水分后开始排出；24小时后约排出50%；48小时后则大致完全排出。但如果食物的热量高、纤维素含量<u>少</u>，那么，<u>它所需要的排出时间就会更长，肠道的负担相对变大。</u>由于纤维素能增加大便体积及含水量，并带走结肠中的腐败细菌，所以，想要清肠，最简单的方式就是多吃富含粗纤维的食物，例如苹果、芹菜、花椰菜、地瓜、马铃薯、五谷杂粮等。

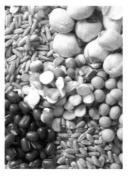

**要领❷ 补充**乳酸菌**食物，抑制肠道坏菌繁殖**

好的乳酸菌具有耐胃酸、耐胆盐的特点，可以顺利通过胃部、到达肠道，并附着在肠内生长，继而产生<u>大量乳酸，帮助抑制有害菌群的滋生与繁殖</u>，改善肠道环境，进而刺激大肠蠕动活跃，促进排便通畅。所以，如果你的便秘属于由不良饮食习惯造成的"肠热型"（参见P136），便可多喝酸奶、优酪乳来帮助改善。

**要领❸ 摄取**低聚糖**食物，促进肠道有益菌生长**

低聚糖属于不易被吸收、消化的营养素，能被分解为半乳糖及葡萄糖，有助于肠内的乳酸菌等有益菌的增殖。换句话说，<u>低聚糖就像是乳酸菌的食物，可以促进乳酸菌生长</u>，所以，想要保持肠道内乳酸菌的数量及活性，就必须摄取适量的低聚糖。在天然食物当中，包括大豆、大蒜、洋葱、芦笋、牛蒡、蜂蜜及谷类等，都含有丰富的低聚糖。

# 7天清肠食谱，还你一身轻盈

打算开始"清肠大作战"了吗？跟着下面的食谱试试看，只要7天，你的肠道就能更加健康。必须特别提醒的是，在完成7天清肠计划之后，也不要暴饮暴食、大鱼大肉，应尽量摄取上页中三类食材（参见P141），并多喝水、多吃水果或补充维生素C，也要摄取适量的橄榄油，增加肠道的滋润度，这样就能"肠"保健康，长命百岁。

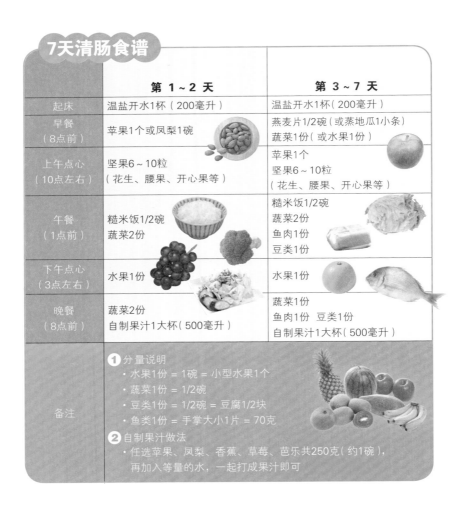

## 7天清肠食谱

| | 第 1~2 天 | 第 3~7 天 |
|---|---|---|
| 起床 | 温盐开水1杯（200毫升） | 温盐开水1杯（200毫升） |
| 早餐<br>（8点前） | 苹果1个或凤梨1碗 | 燕麦片1/2碗（或蒸地瓜1小条）<br>蔬菜1份（或水果1份） |
| 上午点心<br>（10点左右） | 坚果6~10粒<br>（花生、腰果、开心果等） | 苹果1个<br>坚果6~10粒<br>（花生、腰果、开心果等） |
| 午餐<br>（1点前） | 糙米饭1/2碗<br>蔬菜2份 | 糙米饭1/2碗<br>蔬菜2份<br>鱼肉1份<br>豆类1份 |
| 下午点心<br>（3点左右） | 水果1份 | 水果1份 |
| 晚餐<br>（8点前） | 蔬菜2份<br>自制果汁1大杯（500毫升） | 蔬菜1份<br>鱼肉1份 豆类1份<br>自制果汁1大杯（500毫升） |
| 备注 | ❶ 分量说明<br>· 水果1份 = 1碗 = 小型水果1个<br>· 蔬菜1份 = 1/2碗<br>· 豆类1份 = 1/2碗 = 豆腐1/2块<br>· 鱼类1份 = 手掌大小1片 = 70克<br>❷ 自制果汁做法<br>· 任选苹果、凤梨、香蕉、草莓、芭乐共250克（约1碗），<br>　再加入等量的水，一起打成果汁即可 | |

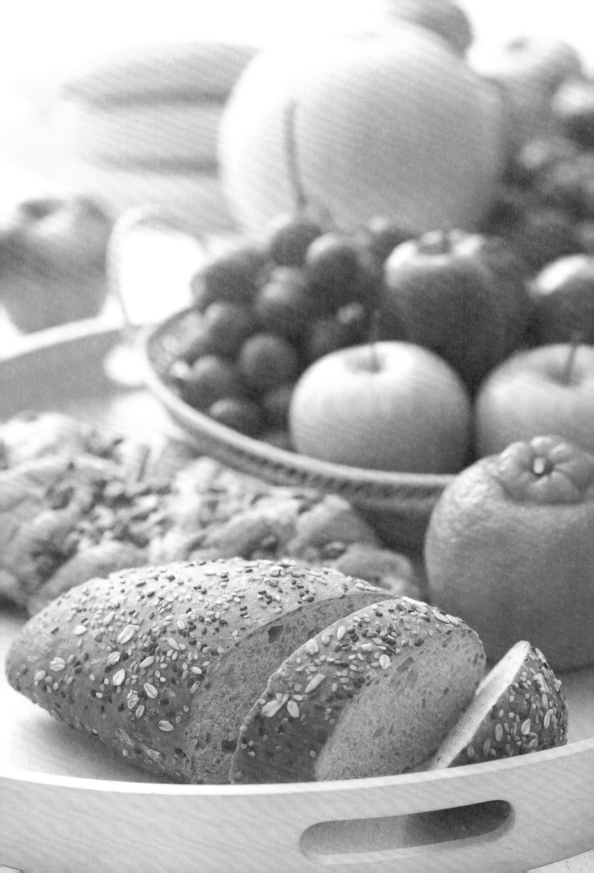

图书在版编目（CIP）数据

肠胃保养书：7天自然清肠法 / 林青谷著. -- 杭州：
浙江科学技术出版社，2017.10
ISBN 978-7-5341-7827-6

Ⅰ．①肠… Ⅱ．①林… Ⅲ．①胃肠病－食物疗法
Ⅳ．①R247.1

中国版本图书馆CIP数据核字（2017）第180746号

著作权合同登记号　图字：11-2014-197号

本书通过四川一览文化传播广告有限公司代理，经柠檬树国际书版集团苹果屋出
版社有限公司授权出版中文简体字版

| 书　　名 | 肠胃保养书：7天自然清肠法 | | |
|---|---|---|---|
| 著　　者 | 林青谷 | | |
| 出版发行 | 浙江科学技术出版社 | | |
| | 杭州市体育场路347号　邮政编码：310006 | | |
| | 办公室电话：0571-85176593 | | |
| | 销售部电话：0571-85062597　0571-85058048 | | |
| | 网　址：www.zkpress.com | | |
| | E-mail：zkpress@zkpress.com | | |
| 排　　版 | 烟雨 | | |
| 印　　刷 | 北京和谐彩色印刷有限公司 | | |
| 开　　本 | 710×1000　1/16 | 印　张 | 9 |
| 字　　数 | 200 000 | | |
| 版　　次 | 2017年10月第1版 | 印　次 | 2017年10月第1次印刷 |
| 书　　号 | ISBN 978-7-5341-7827-6 | 定　价 | 36.00元 |

责任编辑　陈淑阳　　　　　　责任校对　顾旻波　陈宇珊
责任美编　金　晖　　　　　　责任印务　田　文